医療職と福祉職のための
リスクマネジメント

介護・医療サービスの向上を視野に入れて

小木曽 加奈子 著

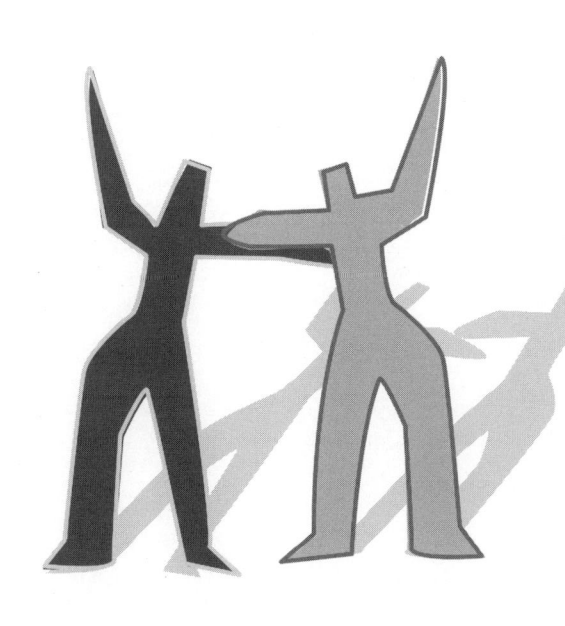

学文社

はしがき

　医療の質（Quality of health care）は，その時代の社会的背景によって大きな影響を受けます．医師や病院が中心であった医療は過ぎ，現代は患者やその家族が中心となって，医療サービスを選択する時代に変わりつつあります．この変化は，2000年4月からの介護保険法にも大きな影響を受けています．つまり，今後は，医療技術を中心に医療を提供するのではなく，患者や家族をいつも中心として，患者満足度が十分満たされるように医療サービスを提供する必要性があります．医療サービスを提供する上で重要なことは，「安全であること」がまず大前提であり，単に顧客満足度が高まればよいというものではありません．医療事故すべてに医療・福祉専門職の過失があるわけではありませんが，医療サービスにおいては安全がより重要となります（「過失のない医療事故」と「過失のある医療事故」があります）．本書では，医療安全に対する基礎的知識と臨床で応用できる具体的なリスクマネジメントの手法を中心に作成しております．

　また，疾病構造が変化し，病院完結型の医療のあり方は終わりを告げ，患者は急性期治療後，さまざまな療養の場で継続した医療サービスを利用することになります．高齢化を反映して，介護老人保健施設などの施設を利用することも多くなります．本書は，このような時代的背景を鑑みながら，第4章の「療養の場におけるリスクマネジメント」において，医療機関での特性とSHELモデル演習，施設での特性とSHELモデル演習，在宅療養での特性とSHELモデル演習を掲載しました．療養の場が異なっても医療サービスの継続ができるよう医療専門職と福祉専門職が協働することが求められています．SHELモデルは，医療機関や福祉施設においてすぐに活用できるインシデント・アクシデント分析のためのツールです．本書を活用することで，臨地実習やそれぞれの現場で役立つことでしょう．

　医療は，「安全である」ことが重要ですが，「安全である」だけではよりよい医療サービスを提供することはできません．人々の生活水準が向上することにより，より質の高い医療サービスを利用したいという意向が強くなっています．そこで，第5章では「エラーを防ぐコミュニケーション」として，具体的なコミュニケーション方法と，第6章では「医療サービスの今後のあり方」を掲載しました．患者や家族とのラポール（信頼関係）の形成に努めることも今後は重要なことになります．

　最後になりましたが，本書を出版に導いてくださった学文社の田中千津子様，出版担当の皆様に心から感謝し，お礼申し上げます．ありがとうございました．

2010年1月

小木曽　加奈子

目　次

第1章　リスクマネジメントが求められる背景 ―― 1
第1節　医療に対する意識の歴史的変化 ―― 2
1　医療に対する代表的な規範　2／2　患者側の意識の変化　11
第2節　新しい医療に対する概念　19
1　疾病構造の変化　19／2　インフォームド・コンセント（Informed Consent）　20／3　セカンド・オピニオン（Second Opinion）　25

第2章　患者満足度（Patient Satisfaction） ―― 33
第1節　顧客満足度（Customer Satisfaction） ―― 34
1　顧客満足度の概要　34／2　顧客満足度　34／3　情報の公開と保護からみる顧客満足度　36
第2節　患者満足度の概要 ―― 43
1　患者満足度の背景　43／2　自己決定の促進　45／3　患者側の課題　46／4　医療従事者側の課題　48／5　医療におけるアウトカム　49
第3節　患者満足度の向上のために ―― 52
1　医療の社会的役割　52／2　ブラッドショウ, J. のニーズの概念　54／3　アセスメント　56

第3章　リスクマネジメントの概要 ―― 63
第1節　安全な医療を求める背景 ―― 64
1　医療事故への関心　64／2　医療安全の確保の必要性　65／3　医療・福祉専門職のあるべき姿　65／4　安全であることを守る専門職としてのあり方　66／5　医療サービスにおける安全文化　67／6　リスクマネジメントとセーフティ・マネジメント　72／7　クリニカル・パス（クリティカル・パス）　78／8　ヴァリアンス分析　79
第2節　事故発生のメカニズム ―― 82
1　安全管理　82／2　ヒューマンエラー　84／3　事故発生のメカニズム　90／4　安全対策　97

第4章　療養の場におけるリスクマネジメント ―― 109
第1節　医療機関におけるリスクマネジメント ―― 110
1　治療に関するリスクマネジメント　110／2　SHEL モデル演習事例　119

第2節　施設におけるリスクマネジメント ──────────────── 124
　　1　療養生活に関するリスクマネジメント　124／2　SHELモデル演習事例　128
　第3節　在宅療養におけるリスクマネジメント ────────────── 130
　　1　在宅療養に関するリスクマネジメント　130／2　SHELモデル演習事例　134
　　／3　地域との連携　135

第5章　エラーを防ぐコミュニケーション ──────────────── 143
　第1節　ラポールを築くコミュニケーション ───────────── 144
　　1　コミュニケーションの手段　144／2　相互作用により形成されるコミュニケーション　146／3　新しい時代のコミュニケーションツール　152
　第2節　事故防止のためのコミュニケーション ──────────── 155
　　1　医療・福祉専門職におけるコミュニケーションの特性　155／2　患者や家族とのコミュニケーション　156／3　医療・福祉専門職間のコミュニケーション　161

第6章　医療サービスの今後のあり方 ──────────────── 165
　第1節　専門職としてのジェネラリスト ──────────────── 166
　　1　レディーメイド医療からオーダーメイド医療へ　166／2　医療・福祉専門職の専門化　167／3　スペシャリスト　167／4　ジェネラリスト　172
　第2節　他職種との連携 ──────────────────────── 175
　　1　スーパービジョン　175／2　コンサルテーション　180
　第3節　患者が選ぶ終末期ケアのあり方 ─────────────── 182
　　1　リビング・ウィル（Living Will）の意味と歴史　182／2　日本におけるリビング・ウィル　184／3　積極的安楽死と消極的安楽死　185／4　求められる終末期医療　187／5　死へのプロセス　188／6　終末期ケアの体制　189

索　引　197

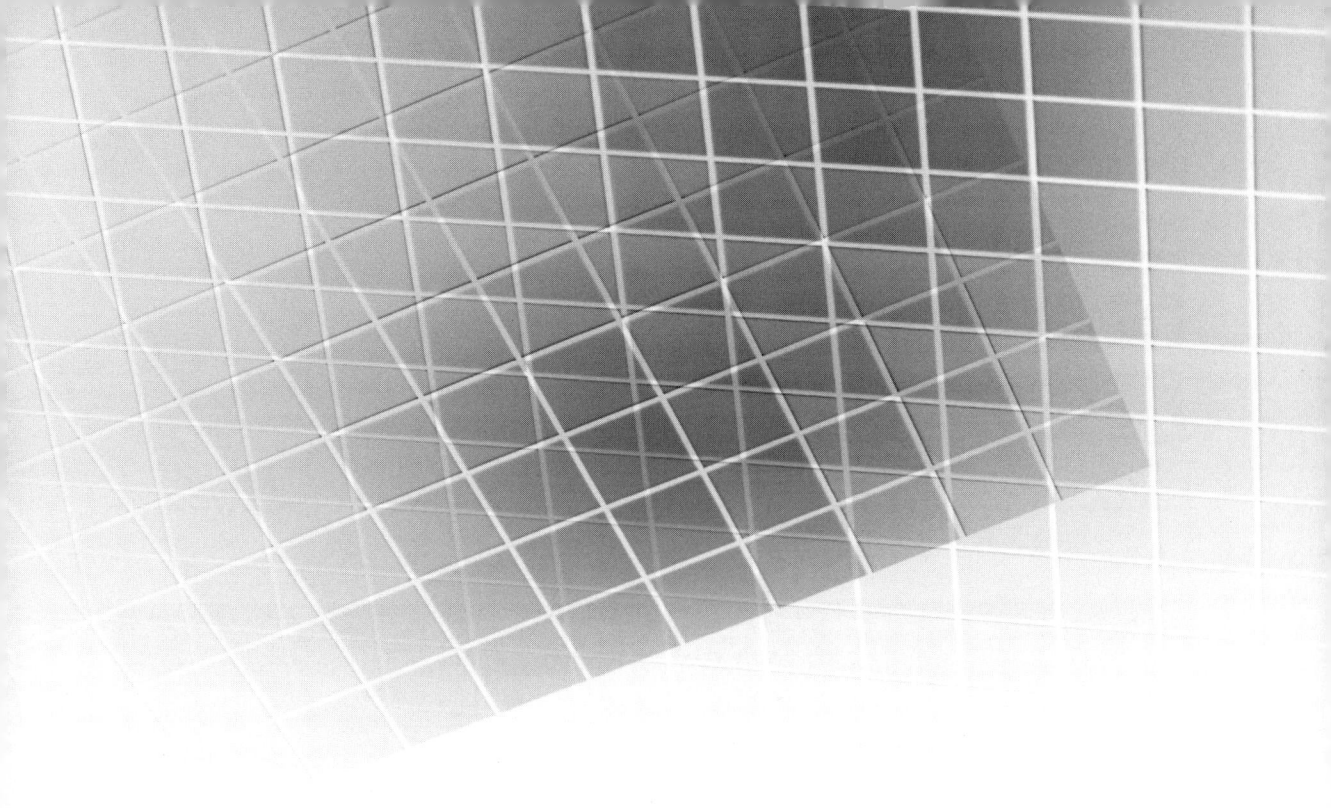

リスクマネジメントが求められる背景

● 第1節　医療に対する意識の歴史的変化
● 第2節　新しい医療に対する概念

1章

● 第1節

医療に対する意識の
歴史的変化

1 医療に対する代表的な規範

1―ヒポクラテスの誓い

　医術という言葉が浸透し始めた頃，ヒポクラテス（Hippocrates）は，紀元前460年にエーゲ海のコス島に，医者の息子として誕生したとされている．この時代は世襲制だったため父親から医術の手技を習い，ヒポクラテスも父と同じ医者の道を歩んだ．ヒポクラテスはその後，近隣の都市やエーゲ海で父親以外の医者からも学びを受けている．西洋医学を中心として学び，後には指導をする立場にもなった．ヒポクラテスは現代の内科的な治療と外科的な治療の双方を実施しており，彼の偉大な功績は数多いが，そのなかでも迷信や魔術などの原始的な治療法を医術から切り離し，西洋医学の萌芽である科学的な根拠に基づいた医術を主としたことは画期的であった．もう1つの功績は医師としての倫理を打ち出したことである．医師は何よりも先に，患者に責務を負っていることを宣言した「ヒポクラテスの誓い」はあまりにも有名である（表1-1-1参照）．このような業績からヒポクラテスは，「医学の祖」または「医学の父」と呼ばれている．

　「ヒポクラテスの誓い」は，ドイツの医学部の医学教育に採用されたことを始めとして，現在でも世界の多くの医療関連の職種が学ぶ内容であり，特に医学部であれば「ヒポクラテスの誓い」を暗唱して臨床実習へ望むということも過去に多く行われた．現在の医療職の根底には，この「誓い」が根強く残っている．しかし，最善の医療を医療者側の善意と英知をもって実施するという医療サービスのあり方は，近代になって少しずつ変容してきている．

　この「誓い」には「患者の知る権利」や「患者の意志決定の尊重」などの思考過程は全くない．医師が最善の知力をもって治療方針を決定し，医療を実施するということは一見患者側に立った医療サービスのあり方にも思えるが，パターナリズム（Paternalism，家長主義）の思想がみられる．つまり，患者は医療従事者に従っていればよく，医療サービスに対して選択する権

利はないということである．これは民主主義的な価値や倫理と大きくかけ離れる．

● 表 1-1-1　ヒポクラテスの誓い

ヒポクラテスの誓い（原文：小川鼎三訳）

　医神アポロン，アスクレピオス，ヒギエイア，パナケイアおよびすべての男神と女神に誓う．私の能力と判断にしたがってこの誓いと約束を守ることを．この術を私に教えた人をわが親のごとく敬い，わが財を分かって，その必要あるとき助ける．その子孫を私自身の兄弟のごとくみて，彼らが学ぶことを欲すれば報酬なしにこの術を教える．そして書きものや講義その他あらゆる方法で私の持つ医術の知識をわが息子，わが師の息子，また医の規則にもとづき約束と誓いで結ばれている弟子どもに分かち与え，それ以外の誰にも与えない．

○私は能力と判断の限り患者に利益すると思う養生法をとり，悪くて有害と知る方法を決してとらない．

○頼まれても死に導くような薬を与えない．それを覚らせることもしない．同様に婦人を流産に導く道具を与えない．

○純粋と神聖をもってわが生涯を貫き，わが術を行う．

○結石を切りだすことは神かけてしない．それを業とするものに委せる．

○いかなる患家を訪れるときもそれはただ病者を利益するためであり，あらゆる勝手な戯れや堕落の行いを避ける．女と男，自由人と奴隷のちがいを考慮しない．

○医に関すると否とにかかわらず他人の生活について秘密を守る．

○この誓いを守りつづける限り，私は，いつも医術の実施を楽しみつつ生きてすべての人から尊敬されるであろう．もしこの誓いを破るならばその反対の運命をたまわりたい．

The Oath of Hippocrates

I swear by Apollo the Physician, and Aesculapius, and Health, and All-heal, and all the gods and goddesses, that, according to my ability and judgment, I will keep this oath and this stipulation-to reckon him who taught me this art equally dear to me as my parents, to share my substance with him, and relieve his necessities if required; to look upon his offspring in the same footing as my own brothers, and to teach them this art, if they shall wish to learn it, without fee or stipulation; and that by precept, lecture, and every other mode of instruction, I will impart a knowledge of the art to my own sons, and those of my teachers, and to disciples bound by a stipulation and oath according to the law of medicine, but to none others. I will follow that system of regiment which, according to my ability and judgment, I consider for the benefit of my patients, and abstain from whatever is deleterious and mischievous. I will give no deadly medicine to anyone if asked, nor suggest any such counsel ; and in like manner I will not give to a woman a pessary to produce abortion. With purity and with holiness I will pass my life and practice my art. I will not cut persons laboring under the stone, but will leave this to be done by men who are practitioners of this work. Into whatever houses I enter, I will go into them for the benefit of the sick, and will abstain from every voluntary act of mischief and corruption of females or males, of freemen and slaves. Whatever, in connection with my professional practice, or not in connection with it, I see or hear, in the life of men, which ought not to be spoken of abroad, I will not divulge, as reckoning that all such should be kept secret. While I continue to keep this oath unviolated, may it be granted to me to enjoy life and the practice of the art, respected by all men, in all times ! But should I trespass and violate this oath, may the reverse be my lot!

出典：日本医師会ホームページより

2―ジュネーブ宣言

　ジュネーブ宣言は，「ヒポクラテスの誓い」を基にした医療の倫理に関する誓いであり，1948年にスイスのジュネーブで開催された第2回世界医師会総会（WMA）で採択された．
　医師として心得ておかなければならない倫理や価値観を示している．このなかでは，「医師として」という立場からだけでなく，「人間として」という側面も述べられており，人間の尊厳を尊重する姿勢も含まれている．しかし，「ヒポクラテスの誓い」を基本とした内容に留まっており，患者への対応や患者と医師の位置関係においては，ジュネーブ宣言は「ヒポクラテスの誓い」とほぼ同じ内容である．「ヒポクラテスの誓い」と同様に「患者の知る権利」や「患者の意志決定の尊重」などの思考過程は示されなかった．

● 表1-1-2　ジュネーブ宣言

1948年9月　第2回WMA総会で採択 1968年8月　第22回WMA総会で採択 1983年10月　第35回WMA総会で採択 1994年9月　第46回WMA総会で採択	スイス，ジュネーブ オーストラリア，シドニー イタリア，ベニス スウェーデン，ストックホルム

医師の一人として参加するに際し，
・私は，人類の奉仕に自分の人生を捧げることを厳粛に誓う．
・私は，私の教師に，当然受けるべきである尊敬と感謝の念を捧げる．
・私は，良心と尊厳をもって私の専門職を実践する．
・私の患者の健康を私の第一の関心事とする．
・私は，私の信頼のゆえに知り得た患者の秘密を，たとえその死後においても尊重する．
・私は，全力を尽くして医師専門職の名誉と高貴なる伝統を保持する．
・私の同僚は，私の兄弟姉妹である．
・私は，私の医師としての職責と患者との間に，年齢，疾病や障害，信条，民族的起源，ジェンダー，国籍，所属政治団体，人種，性的オリエンテーション，或いは，社会的地位といった事がらの配慮が介在することを容認しない．
・私は，たとえいかなる脅迫があろうと，生命の始まりから人命を最大限に尊重し続ける．また，人間性の法理に反して医学の知識を用いることはしない．
・私は，自由の名誉にかけてこれらのことを厳粛に誓う．

出典：日本医師会ホームページより

3 ─ ヘルシンキ宣言

　ヘルシンキ宣言は，人を対象とする医学研究に携わる医療職に対する勧告として，1964年の第18回世界医師会総会で採択された．

　1975（昭和49）年に東京で開催された第29回世界医師会総会ではインフォームド・コンセント（Informed Consent）の内容が追加され，現代における自己決定というパターナリズムから脱却した画期的な概念が生まれた．

　ヘルシンキ宣言では，「対象者の利益についての配慮は，学問的，社会要請的よりもつねに優先されなければならない」「対象者となる予定の人には必ず，その研究の目的，方法，予想される利益と生じる可能性がある危険性や実験がもたらすかもしれない不快感について，十分知らせておかなければならない．」などがある．

　そして，インフォームド・コンセントの内容については，「対象者がこの情報を理解したことを確認した上で，医師は対象者の自由意志によるインフォームド・コンセントを，望ましくは文書で得なければならない．文書による同意を得ることができない場合には，その同意は正式な文書に記録され，証人によって証明されることを要する．」と明記している．法的行為能力がない者，身体的もしくは精神的に同意ができない者，または法的行為能力のない未成年者

などに対しては法的な資格のある代理人からインフォームド・コンセントを取得することを要請している．

また，ヘルシンキ宣言は，「人を対象とした研究の方法を実験計画書に記載し，独立した委員会において審議されるために，同委員会に実験計画書を提出するべきである．」と示している．現在臓器移植を始め，倫理的な検討を必要とする医療サービスが増加している．そのため，研究を主とする大学病院を中心として高度医療を提供する医療機関は「倫理委員会」が設けられており，そのなかの審議の多くはヘルシンキ宣言に準拠して実施されている．

同様に，医療を教授する大学機関や研究機関においても，「倫理委員会」の設置がされており，治験だけでなく，人を対象とした研究活動などの倫理審査を行っている．

● 表1-1-3　ヘルシンキ宣言

1964年6月	第18回WMA総会で採択	フィンランド，ヘルシンキ
1975年10月	第29回WMA総会で修正	東京
1983年10月	第35回WMA総会で修正	イタリア，ベニス
1989年9月	第41回WMA総会で修正	香港，九龍
1996年10月	第48回WMA総会で修正	南アフリカ共和国，サマーセットウエスト
2000年10月	第52回WMA総会で修正	英国，エジンバラ
2002年10月	WMAワシントン総会で第29項目明確化のための注釈が追加	
2004年10月	WMA東京総会で第30項目明確化のための注釈が追加	
2008年10月	WMAソウル総会（韓国）で修正	

A　序言
1．世界医師会（WMA）は，個人を特定できるヒト由来の試料およびデータの研究を含む，人間を対象とする医学研究の倫理的原則として，ヘルシンキ宣言を発展させてきた．
　　本宣言は，総合的に解釈されることを意図したものであり，各項目は他のすべての関連項目を考慮に入れず適応されるべきではない．
2．本宣言は，主として医師に対して表明されたものであるが，WMAは人間を対象とする医学研究に関与する医師以外の人々に対しても，これらの原則の採用を推奨する．
3．医学研究の対象となる人々を含め，患者の健康を向上させ，守ることは，医師の責務である．医師の知識と良心は，この責務達成のために捧げられる．
4．WMAジュネーブ宣言は，「私の患者の健康を私の第一の関心事とする」ことを医師に義務づけ，また医の国際倫理綱領は，「医師は医療の提供に際して，患者の最善の利益のために行動すべきである」と宣言している．
5．医学の進歩は，最終的に人間を対象とする研究を要するものである．医学研究に十分参加できていない人々には，研究参加への適切なアクセスの機会が提供されるべきである．
6．人間を対象とする医学研究においては，個々の研究被験者の福祉が他のすべての利益よりも優先されなければならない．
7．人間を対象とする医学研究の第一の目的は，疾病の原因，発症，および影響を理解し，予防，診断ならびに治療行為（手法，手順，処置）を改善することである．現在最善の治療行為であっても，安全性，有効性，効率，利用しやすさ，および質に関する研究を通じて，継続的に評価されなければならない．

8. 医学の実践および医学研究においては，ほとんどの治療行為にリスクと負担が伴う．
9. 医学研究は，すべての人間に対する尊敬を深め，その健康と権利を擁護するための倫理基準に従わなければならない．研究対象の中には，特に脆弱で特別な保護を必要とする集団もある．これには，同意の諾否を自ら行うことができない人々や強制や不適切な影響にさらされやすい人々が含まれる．
10. 医師は，適用される国際的規範および基準はもとより，人間を対象とする研究に関する自国の倫理，法律および規制上の規範ならびに基準を考慮するべきである．いかなる自国あるいは国際的な倫理，法律，または規制上の要請も，この宣言が示す研究被験者に対する保護を弱めたり，撤廃するべきではない．

B すべての医学研究のための諸原則

11. 研究被験者の生命，健康，尊厳，完全無欠性，自己決定権，プライバシーおよび個人情報の秘密を守ることは，医学研究に参加する医師の責務である．
12. 人間を対象とする医学研究は，科学的文献の十分な知識，関連性のある他の情報源および十分な実験，ならびに適切な場合には動物実験に基づき，一般的に受け入れられた科学的原則に従わなければならない．研究に使用される動物の福祉は尊重されなければならない．
13. 環境に悪影響を及ぼすおそれのある医学研究を実施する際には，適切な注意が必要である．
14. 人間を対象とする各研究の計画と作業内容は，研究計画書の中に明示されていなければならない．研究計画書は，関連する倫理的配慮に関する言明を含み，また本宣言の原則にどのように対応しているかを示すべきである．計画書は，資金提供，スポンサー，研究組織との関わり，その他起こり得る利益相反，被験者に対する報奨ならびに研究に参加した結果として損害を受けた被験者の治療および／または補償の条項に関する情報を含むべきである．この計画書には，その研究の中で有益であると同定された治療行為に対する研究被験者の研究後のアクセス，または他の適切な治療あるいは利益に対するアクセスに関する取り決めが記載されるべきである．
15. 研究計画書は，検討，意見，指導および承認を得るため，研究開始前に研究倫理委員会に提出されなければならない．この委員会は，研究者，スポンサーおよびその他のあらゆる不適切な影響から独立したものでなければならない．当該委員会は，適用される国際的規範および基準はもとより，研究が実施される国々の法律と規制を考慮しなければならないが，それらによってこの宣言が示す研究被験者に対する保護を弱めたり，撤廃することは許されない．この委員会は，進行中の研究を監視する権利を有するべきである．研究者は委員会に対して，監視情報，とくに重篤な有害事象に関する情報を提供しなければならない．委員会の審議と承認を得ずに計画書を変更することはできない．
16. 人間を対象とする医学研究を行うのは，適正な科学的訓練と資格を有する個人でなければならない．患者あるいは健康なボランティアに関する研究は，能力があり適切な資格を有する医師もしくは他の医療専門職による監督を要する．被験者の保護責任は常に医師あるいは他の医療専門職にあり，被験者が同意を与えた場合でも，決してその被験者にはない．
17. 不利な立場または脆弱な人々あるいは地域社会を対象とする医学研究は，研究がその集団または地域の健康上の必要性と優先事項に応えるものであり，かつその集団または地域が研究結果から利益を得る可能性がある場合に限り正当化される．
18. 人間を対象とするすべての医学研究では，研究に関わる個人と地域に対する予想しうるリスクと負担を，彼らおよびその調査条件によって影響を受ける他の人々または地域に対する予見可能な利益と比較する慎重な評価が，事前に行われなければならない．
19. すべての臨床試験は，最初の被験者を募集する前に，一般的にアクセス可能なデータベースに登録されなければならない．

20. 医師は，内在するリスクが十分に評価され，かつそのリスクを適切に管理できることを確信できない限り，人間を対象とする研究に関与することはできない．医師は潜在的な利益よりもリスクが高いと判断される場合，または有効かつ利益のある結果の決定的証拠が得られた場合は，直ちに研究を中止しなければならない．
21. 人間を対象とする医学研究は，その目的の重要性が研究に内在する被験者のリスクと負担に勝る場合にのみ行うことができる．
22. 判断能力のある個人による，医学研究への被験者としての参加は，自発的なものでなければならない．家族または地域社会のリーダーに打診することが適切な場合もあるが，判断能力のある個人を，本人の自由な承諾なしに，研究へ登録してはならない．
23. 研究被験者のプライバシーおよび個人情報の秘密を守るため，ならびに被験者の肉体的，精神的および社会的完全無欠性に対する研究の影響を最小限にとどめるために，あらゆる予防策を講じなければならない．
24. 判断能力のある人間を対象とする医学研究において，それぞれの被験者候補は，目的，方法，資金源，起こりうる利益相反，研究者の関連組織との関わり，研究によって期待される利益と起こりうるリスク，ならびに研究に伴いうる不快な状態，その他研究に関するすべての側面について，十分に説明されなければならない．被験者候補は，いつでも不利益を受けることなしに，研究参加を拒否するか，または参加の同意を撤回する権利のあることを知らされなければならない．被験者候補ごとにどのような情報を必要としているかとその情報の伝達方法についても特別な配慮が必要である．被験者候補がその情報を理解したことを確認したうえで，医師または他の適切な有資格者は，被験者候補の自由意思によるインフォームド・コンセントを，望ましくは文書で求めなければならない．同意が書面で表明されない場合，その文書によらない同意は，正式な文書に記録され，証人によって証明されるべきである．
25. 個人を特定しうるヒト由来の試料またはデータを使用する医学研究に関しては，医師は収集，分析，保存および／または再利用に対する同意を通常求めなければならない．このような研究には，同意を得ることが不可能であるか非現実的である場合，または研究の有効性に脅威を与える場合があり得る．このような状況下の研究は，研究倫理委員会の審議と承認を得た後にのみ行うことができる．
26. 研究参加へのインフォームド・コンセントを求める場合，医師は，被験者候補が医師に依存した関係にあるか否か，または強制の下に同意するおそれがあるか否かについて，特別に注意すべきである．このような状況下では，インフォームド・コンセントは，そのような関係とは完全に独立した，適切な有資格者によって求められるべきである．
27. 制限能力者が被験者候補となる場合，医師は，法律上の権限を有する代理人からのインフォームド・コンセントを求めなければならない．これらの人々が研究に含まれるのは，その研究が被験者候補に代表される集団の健康増進を試みるためのものであり，判断能力のある人々では代替して行うことができず，かつ最小限のリスクと最小限の負担しか伴わない場合に限られ，被験者候補の利益になる可能性のない研究対象に含まれてはならない．
28. 制限能力者とみなされる被験者候補が，研究参加についての決定に賛意を表することができる場合には，医師は，法律上の権限を有する代理人からの同意のほか，さらに本人の賛意を求めなければならない．被験者候補の不同意は尊重されるべきである．

29. 例えば、意識不明の患者のように、肉体的、精神的に同意を与えることができない被験者を対象とした研究は、インフォームド・コンセントを与えることを妨げる肉体的・精神的状態が、その対象集団の必要な特徴である場合に限って行うことができる。このような状況では、医師は法律上の権限を有する代理人からのインフォームド・コンセントを求めるべきである。そのような代理人が存在せず、かつ研究を延期することができない場合には、インフォームド・コンセントを与えることができない状態にある被験者を対象とする特別な理由を研究計画書の中で述べ、かつ研究倫理委員会で承認されることを条件として、この研究はインフォームド・コンセントなしに開始することができる。研究に引き続き参加することに対する同意を、できるだけ早く被験者または法律上の代理人から取得するべきである。
30. 著者、編集者および発行者はすべて、研究結果の公刊に倫理的責務を負っている。著者は人間を対象とする研究の結果を一般的に公表する義務を有し、報告書の完全性と正確性に説明責任を負う。彼らは、倫理的報告に関する容認されたガイドラインを遵守すべきである。消極的結果および結論に達しない結果も積極的結果と同様に、公刊または他の方法で一般に公表されるべきである。刊行物の中には、資金源、組織との関わりおよび利益相反が明示される必要がある。この宣言の原則に反する研究報告は、公刊のために受理されるべきではない。

C. 治療と結びついた医学研究のための追加原則

31. 医師が医学研究を治療と結びつけることができるのは、その研究が予防、診断または治療上の価値があり得るとして正当化できる範囲内にあり、かつ被験者となる患者の健康に有害な影響が及ばないことを確信する十分な理由を医師がもつ場合に限られる。
32. 新しい治療行為の利益、リスク、負担および有効性は、現在最善と証明されている治療行為と比較考慮されなければならない。ただし、以下の場合にはプラセボの使用または無治療が認められる。
    * 現在証明された治療行為が存在しない研究の場合、または、
    * やむを得ない、科学的に健全な方法論的理由により、プラセボ使用が、その治療行為の有効性あるいは安全性を決定するために必要であり、かつプラセボ治療または無治療となる患者に重篤または回復できない損害のリスクが生じないと考えられる場合。この手法の乱用を避けるために十分な配慮が必要である。
33. 研究終了後、その研究に参加した患者は、研究結果を知る権利と、例えば、研究の中で有益であると同定された治療行為へのアクセス、または他の適切な治療あるいは利益へのアクセスなどの、研究結果から得られる利益を共有する権利を有する。
34. 医師は、治療のどの部分が研究に関連しているかを患者に十分に説明しなければならない。患者の研究参加に対する拒否または研究からの撤退の決定は、決して患者・医師関係の妨げとなってはならない。
35. ある患者の治療において、証明された治療行為が存在しないか、またはそれらが有効でなかった場合、患者または法律上の資格を有する代理人からのインフォームド・コンセントがあり、専門家の助言を求めた後であれば、医師は、まだ証明されていない治療行為を実施することができる。ただし、それは医師がその治療行為で生命を救う、健康を回復する、または苦痛を緩和する望みがあると判断した場合に限られる。可能であれば、その治療行為は、安全性と有効性を評価するために計画された研究の対象とされるべきである。すべての例において、新しい情報は記録され、適切な場合には、一般に公開されるべきである。

出典:日本医師会ホームページより抜粋

4 ─ リスボン宣言

　患者の権利に関するリスボン宣言は，1981（昭和56）年ポルトガルのリスボンで開催された第34回世界医師会総会で採択された．

　リスボン宣言は患者が有する権利を述べたものであり，主要な患者側の権利として，良質な医療を受ける権利，医師・病院などの選択の自由，自己にかかわる医療上の情報を受ける権利，尊厳を保ち安楽に死を迎える権利があり，どれも現代における医療には欠かせない内容となっている．このリスボン宣言では，「ヒポクラテスの誓い」にみられるパターナリズムは非常に薄れ，患者自身が主体となって，自分自身の療養上の意志決定を選択できることに重きがおかれている．

●表1-1-4　リスボン宣言

1981年9月・10月 1995年10月	第34回WMA総会で採択 第47回WMA総会で修正	ポルトガル・リスボン インドネシア・バリ島
2005年10月	第171回WMA理事会で編集上修正	チリ・サンティアゴ
序文 　医師および患者ならびにより広い社会との間の関係は，近年著しい変化を受けてきた．医師は，常に自らの良心に従って，また常に患者の最善の利益に従って行動をすべきであると同時に，患者の自律性と正義を保証するために同等の努力を払わなければならない．以下に掲げる宣言は，医師が是認し，推進する患者の主要な権利のいくつかを述べたものである．医師，および医療従事者または医療組織は，この権利を認識し，擁護していく上で共同の責任を担っている．立法，政府の行動，あるいは他のいかなる行政や慣例であろうとも，患者の権利を否定する場合は，医師はこの権利を保証ないし回復させる適切な手段を講じなければならない． 1　良質の医療を受ける権利 ・すべての人は，差別なしに適切な医療を受ける権利を有する． 2　選択の自由の権利 ・患者は，民間，公的部門を問わず，担当の医師，病院，あるいは保健サービス機関を自由に選択し，また変更する権利を有する． 3　自己決定の権利 ・患者は，自分自身に関わる自由な決定を行うための自己決定の権利を有する．医師は，患者に対してその決定のもたらす結果を知らせるものとする． 4　意識のない患者 ・患者が意識がないか，あるいは自分の意志を表わすことができない場合は，法律上の権限を有する代理人から，可能な限り必ずインフォームド・コンセントを得なければならない． 5　法的無能力の患者 ・患者が未成年あるいは法的無能力者であるならば，法律上の権限の有する代理人の同意が，ある権限内で必要とされる．その場合であっても，患者は自らの能力の可能最大限の範囲で意志決定を行わなければならない．		

> 6 患者の意志に反する処置
> ・患者の意志に反する診断上の処置あるいは治療は，特別に法律が認めるか医の倫理の諸原則に合致する場合には，例外的な事例としてのみ行うことができる．
> 7 情報を得る権利
> ・患者は，いかなる医療上の記録であろうと，そこに記載されている自己の情報を受ける権利を有し，また症状についての医学的事実を含む健康問題に関して十分な説明を受ける権利を有する．しかしながら，患者の記録に含まれる第三者についての機密情報は，その者の同意なくしては患者に与えてはならない．
> 8 機密保持を得る権利
> ・患者の健康状態，症状，診断，予後および治療について身元を確認し得るあらゆる情報，ならびにその他個人のすべての情報は，患者の死後も機密は守られなければならない．ただし，患者の子孫には，自らの健康上のリスクに関わる情報を得る権利もある．
> 9 健康教育を受ける権利
> 10 尊厳を得る権利
> ・患者は，人間的な終末期ケアを受ける権利を有し，またできる限り尊厳を保ち，かつ安楽に死を迎えるためのあらゆる可能な助力を与えられる権利を有する．
> 11 宗教的支援を受ける権利

出典：日本医師会ホームページから抜粋

2 患者側の意識の変化

1―困窮者などの弱者に対する医療サービス

　我が国では古くから仏教思想に基づいた慈善活動が行われていた．医療サービスの萌芽を振り返ると，聖徳太子が593年に設立した，四箇院（悲田院，敬田院，施薬院，療病院）が挙げられる．

　そのなかで施薬院は，多種多様な薬草を栽培しながら，傷病者や疾病者に対して適した調合を行い，薬物療法を行っていた．現在の薬局の機能に相当するが，オーダメイドの薬剤調合は漢方薬による治療では現在でも継続されており，がん治療を初めとする最先端の医療には欠かせない手法の1つである．

　また，療病院では，傷病者や疾病者を住まわせて，その生活の場において療養を行った．これは現在の病院の入院機能に相当するだろう．

　このように，飛鳥時代における医療サービスは，傷病や疾病によって生計がたたない生活困窮者を対象とした，仏教思想に基づく「ほどこし」であったと考えられる．江戸時代の小石川療養所は，薬局と病院の双方の機能を併せ持っており，無料で医療サービスを提供した代表的なものとして考えられている．

　また，1874（明治7）年には，恤救規則が交付された．恤救とは「あわれみ救う」という意味

であり，廃失（障害）・70歳以上の重病者・老衰・疾病などで生業を営めない者が法の対象とされた．

近年までの医療サービスは，そのベースに救貧あるいは「ほどこし」という考えが常にあり，患者や家族は医療サービスを「ほどこし」として受ける肩身の狭い立場であった．

2 ― 裕福層に対する医療サービス

大正時代になると産業は活性化し，家族以外の従業員をもつ事業所も増加してきた．生産を維持するためには，従業員が決められたように働くことが必要となり，働く者の健康を維持することに対し，企業が責任を負うことが求められるようになった．こうした時代の流れにより，1922（大正11）年に5人以上従業員がいる事業所を対象として，健康保険法が制定された．対象者も少なく，強制加入でなかったため，限られたごく一部の対象者しか医療サービスを利用することはできなかった．

続く1938（昭和13）年には，厚生省が設置され，国民健康保険が制定された．しかし，実施主体は市町村・農業を単位とする任意設立の保険組合であったため，多くの国民は加入しなかった．こうして，ごく一部の裕福層の国民は保険を使って医療サービスを受けることができるようになったが，多くの国民は経済的な余裕がなく，日々の生活を送るのが精一杯という社会的な状況があり，また，すべて自費で医療サービスを受けることは非常に困難であった．

第2次世界大戦後になると，両親を亡くした子どもたちや働き手を失った家族なども多く，生活困窮者は膨大な数となり，保険料の支払いはさらに困難になり，限られたごく一部の裕福層しか医療サービスを受けることはできなかった．大人でも生きることさえ難しい国民にとって，望むべきことは医療サービスではなく，日々の生活への救貧サービスであり，そのため経済的・物質的な援助が優先されていた．しかし，不衛生な飲料水の改善や栄養状態の不良から生じる感染症や疾病も多く，衛生水準の向上も必要であったが，当時はこのようなことへの関心は低かった．

3 ― 国民皆保険制度の導入による医療サービス

傷病や疾病によって労働力が失われると生活が成り立たなくなるが，これを防ぐ目的もあり，1958（昭和33）年に国民健康保険法が全面改正された．そして1961（昭和36）年に国民皆保険制度が実現し，すべての国民が公的な医療保険制度に加入することになった．これにより，「いつでも」「どこでも」「だれでも」安心して医療サービスを受けられること，つまりすべての国民が医療を平等に受けられることを保障するために，公立病院が相次いで建てられ，現在のよ

うに，どの地域でもある程度の医療機関が存在するという体系ができあがった．

今日では医療従事者として特に医師や看護職の不足により，地域の病院の診療科が相次いで閉鎖になっており，特に公立病院の産婦人科の閉鎖が著しい．異常を生じた妊婦の搬送先が見つからず，妊婦も胎児も死に至る医療事故も生じている．

しかし，この頃の自己負担率は非常に高く，特に高齢者が医療サービスを利用することは少なかった．そのため，高齢者の福祉厚生の充実を図り，1973（昭和47）年に老人保健制度が制度化され，老人医療の無料化が行われた．高齢者の自己負担率が5割から一挙に0になったのである．この施策によって，高齢者の受診率は大幅に上昇し，医療サービスは手軽に利用できるという意識が浸透するきっかけとなったのである．この年は福祉元年と呼ばれたが，同年の秋にはオイルショックにより，福祉切捨て方針にかわってしまった．その後，年々増加する医療費と少子高齢化により，高齢者にも平等な負担を求めるという政府の方針により，1983（昭和58）年に老人保健法は改正され，高齢者にも一部自己負担を求めるようになった．

一方，戦後の食糧難の時代は過ぎ，人びとの健康に対する関心は高まってきた．そのため1984（昭和59）年の健康保険法の改正により，被保険者本人は定率1割負担で医療サービスを受けられるようになった（ただし，2002（平成14）年の健康保険法改正により，70歳以上の高齢者を除き，定率3割負担となった．3歳未満の乳幼児の場合は定率2割負担．市町村単位で補助は異なる）．

だれでもが利用できる医療サービスとなった背景は2つに要約することができる．
① どの地域であっても一定の水準の医療サービスを受けることができる．
　　たとえば，我が国のように血液透析がどの地域であっても受けられる国はほとんどない．医療水準が高い欧米諸国であっても患者本人が実施する間歇的腹膜灌流という，腹膜を介して血液を清浄化する方法が主流となっている．患者自身のセルフケア能力の違いもあるが，我が国では，透析が必要な場合は医療機関で行う血液透析を選択する場合が多い．
　　血液透析が必要な患者は年々増加傾向にあり，その多くは糖尿病性腎症が起因となる腎不全である．血液透析は，間歇的腹膜灌流より優れた治療法ではない．それぞれの利点と欠点を加味しながら患者本人自身が選択することが求められている．
② 医療サービスが低額で利用できるようになった．
　　自己負担の軽減により，疾病や傷病となった場合に，医療機関を受診し，診察や投薬などの医療サービスを受けやすくなった．また，生活水準の向上により，ゆとりのある生活を送れる人が多くなったことも影響している．

4 — 選択する時代の医療サービス

　介護保険法は，1997（平成9）年に制定され，2000（平成12）年4月から施行された．介護保険においては，さまざまな介護サービスを利用者本人が選択し，自己決定を基本として，介護サービスを利用するという契約方式であり，今までの措置制度と比べ，利用者自らが選択できるという画期的な制度である．そのため，近年は医療に対しても選ぶという意識が浸透しつつある．もよりの書店やインターネット上では「病院を選ぶコツ」などの類の本をたやすく見つけることができるだろう．

　患者や家族は質の高い医療サービスを求めており，その具体的な内容は多岐にわたり，それぞれの患者や家族のものさしによって異なる．そのなかでも，医療サービスが「安全であること」「選択できること」は欠かすことができない内容であるので，これら2点については後述する．

　ここでは，患者や家族が医療サービスを選ぶ生活環境について述べる．

（1）裕福さがもたらすニーズ

　よりよい医療を望む志向が強くなったのは，人びとの基本的ニーズが満たされてきていることと関連している．多くの人たちは，自宅には自分専用の個室があり，ゆっくりとプライベートな時間を過ごすことができる．浴室があり，毎日自分の望む時間に入浴ができ，また単に栄養補給だけでなく楽しみながらおいしい食事を摂っている．現在の我が国においては，衣・食・住に困窮する人たちはほぼおらず，人間としての文化的な最低限の生活は日本国憲法で保障され，自力で生活維持ができない場合は，生活保護の活用もできる．

　ここで，病院へ入院する場合のことを考えてみよう．ひと昔前の病院は6人部屋など多床の部屋が基本であり，特別な人だけが個室を利用した．これは施設サービスにおいても同様であったが，現在は指定介護老人福祉施設（特別養護老人ホーム）の新規設立は，ユニット型であり居室は個室でなければ認可が下りない時代となった（ただし，夫婦で入所することを考慮し2人部屋もよい）．つまり，短時間の我慢が強いられる病院の病床は既存のままであるが，生活を主体とする施設においては，個室化が急速に進んでいることがわかる．入浴に関しても一般病床は大部屋の場合には週に2回の入浴となっているが，産婦人科などの病院や施設では，毎日入浴できるように配慮しているところもある．食事に関しても個人の嗜好が取り入れられるようになり，どこの病院や施設でも朝食は米飯かパン食かを選ぶことができる．また，施設においては選択メニューやバイキング方式を取り入れているところも多い．

　入院・入所するまで個室での生活を経験しておらず，食べられればそれでいいという時代と

は異なり，生活水準が向上した現代では，多くの人たちが入院や入所に何らかの不便を感じており，我慢をしていることが予想できる．そのため，このような時代においては，医療サービスも現在の生活環境を基準として捉え，患者や家族が満足できるよう，できるだけ生活環境を整えることが必要となる．

（2）自己負担の相違

1986（昭和61）年，老人保健法が改正され，老人保健施設が創設された．この施設は俗にいう「マルメ」という包括医療評価が導入されている．包括医療評価とは，使用している薬剤や医療サービスの量や種類によっての自己負担の相違はなく，決められた医療点数（介護点数）に含める方法であり，医療機関においても乳がんなど入院から退院までの経過が一定している外科的手術などの場合に使用されることが多い．

今日，この包括医療評価は，大学病院をはじめ，地域の中核医療を担う病院でも取り入れることが多くなっている．たとえば，同じ虫垂炎切除術でもA病院は従来の出来高方式であり，B病院は包括医療評価を採用していれば，同じ医療サービスを受けた場合も，患者の自己負担金額に相違が生じる場合がある．自己負担が異なるという場合は，この包括医療評価だけではない．病院の規模によって病院初診料や再診料は異なり，また，ジェネリック医薬品（後発医薬品）の使用により自己負担は大きく変化する．ジェネリック医薬品は先発医薬品の特許期間が終了した後に発売される医薬品であり，先発医薬品と比べ，開発に要する費用が必要ないため安価になる．2007（平成19）年度の「医療に関する国民の意識調査」では，ジェネリック医薬品を「知っている人」は74.4％であったが，実際にジェネリック医薬品を服用した経験がある者は17.6％であった．ジェネリック医薬品を知っているが服用経験のない人の服用しない理由としては「医療機関や薬局の薬剤師にジェネリック医薬品を勧められたことはない」が52.5％と最も高かった．先発医薬品のみでなく，ジェネリック医薬品を使用するという選択肢を患者や家族に提示することも重要である．

このような情報を得るためには，患者は医療機関の広告やホームページに頼ることとなる．しかし，次ページの表1-1-5のように医療サービスに対しては広告規制があり，患者が得たいと思っている情報が掲載されるというよりは，医療機関が提供したいという内容が基本となっており，現段階では十分な活用は難しい．

（3）我が国の医療安全対策の方向性

医療の安全・安心を保障することは，我が国の医療政策の重要課題の1つと位置づけられている．そのため，「医療安全推進総合対策」においては，医療に関連する機関に対し，以下のように実施するよう明示している．

●表1-1-5　医療等に関して広告できる事項　　　　　　　　　　　　　　（平成18年4月現在）

1. 医師又は歯科医師であること
2. 診察科名
3. 病院または診療所の名称，電話番号，所在地
4. 常時診察に従事する医師または歯科医師の氏名
5. 診察日または診療時間
6. 入院設備の有無
7. 紹介することができる他の病院または診療所の名称
8. 診察録その他の診療に関する諸記録に係る情報を提供できること
9. 病院の建物の内部の案内
（以下は「医療若しくは歯科医業又は病院若しくは診療所に関して広告できる事項」（平成14年3月厚生労働省告示158）に定められている））
10. 各種医療保険の保険医療機関，指定病院，診療所，指定医である旨
11. 厚生労働大臣の定める施設基準
12. 食事療養・選択療養に関すること
13. 医師及び歯科医師の専門性に関する資格名等
14. 患者数，平均病床利用率，平均在院日数，手術の件数，分娩の件数
15. 財団法人日本医療機能評価機構が行う医療機能評価の結果（個別審査項目の結果を含む）
16. 在宅医療の実施
17. 訪問看護に関する事項
18. 健康診査の実施（遺伝子検査は除く）
19. 保健指導または健康相談の実施
20. 予防接種の実施
21. 治験に関する事項（治験薬の名称等は除く）
22. 費用の支払い方法または領収に関する事項
23. 入院患者に対して医療機関が提供する役務の名称およびそれに関する費用
24. 医師の略歴（出身校や学位），年齢，性別
25. 医師など従業員の人数
26. 病床数または病室数
27. 診療録を電子化していること
28. 入院診療計画を導入していること
29. 安全管理のための体制を確保していること
30. 協同利用できる医療機器
31. 病室・技能訓練室・談話室・食堂・浴室に関する事項
32. 対応可能な言語（点字・手話を含む）
33. 病院と同一の敷地内に併設されている施設の名称
34. 駐車設備に関する事項
35. その他（略）

出典：木津正昭『最新・医療事務入門2006年度版』医学通信社，2006年，p.21より引用

　また，2008（平成20）年の新規事業としては，「医療事故による死亡の原因究明・再発予防等の在り方についての検討」と「産科医療補償制度への支援」が実施されている．医療事故に対する統計学的な見地からの分析や評価を行うことにより，事故の再発を低減させる取組みは，

●表1-1-6　医療安全推進総合対策

①医療機関における安全対策　（義務） ・全ての病院および有床診療所に対し，安全管理指針の整備 ・医療機関での事故報告などに基づく医療サービスの改善 ・医療機関での安全管理委員会の設置 ・医療機関での安全管理のための職員研修の実施 （特定機能病院や臨床研修病院の高度な医療を提供する医療機関は，安全管理者の配置，安全管理部門の設置，患者相談体制の整備についても義務がある）
②医薬品・医療機器などに係る安全性の向上 ・医薬品・医療機器の企業による「使用の安全」に留意した製品の開発と改良および医療機関などへの情報提供の推進
③医療安全に関する教育・研修 ・医師・歯科医師・看護師などの医療専門職に対して，国家試験の出題基準に医療安全に関する事項を位置づける ・介護福祉士などの福祉専門職に対して，「リスクマネジメント」を履修するよう新カリキュラムに組み入れる
④調査研究などの環境整備 ・厚生労働省科学研究費補助金による，医療安全に必要な研究の計画的な推進
⑤患者・家族などの苦情や相談などへの対応体制 ・都道府県などへの医療安全支援センターの設置促進
⑥医療事故情報収集等事業 ・医療事故の発生予防・再発防止を目的として，第三者機関（財）日本医療機能評価機構において，ヒヤリ・ハットの事例収集と分析

出典：統計協会『国民衛生の動向2008年』2008年，pp.174-175を一部改変

それぞれの医療機関が実施するというレベルではなく，我が国の医療・福祉専門職がさまざまな形で協働して取り組まなければならないことを示している．また，「安心した分娩」を確保することも急務である．「産科医療補償制度への支援」制度は，分娩に係る医療事故（過誤を伴う場合と過誤を伴わない場合の双方を含む）により，脳性麻痺となった子どもおよびその家族の経済的な負担を速やかに補償し，その事故を分析することにより，今後の再発防止に役立てるという事業である．（財）日本医療機能評価機構に設置された産科医療補償制度運営組織委員会がその主導権を握っているが，分娩におけるリスクコントロールに非常に貢献すると考えられる．

5 ― 介護という概念

　看護の専門職が確立された歴史は古く，ナイチンゲールの時代に遡る．一方，介護という言葉が使われはじめたのは最近であり，1963（昭和38）年の老人福祉法以降と考えられている．
　戦後の高度経済成長により，飛躍的な衛生水準の向上や医学の進歩によって，疾病構造の変

化や平均寿命の延長に至った．しかし，平均寿命と健康寿命の差が多くなり，長期にわたり何らかのケアが必要な高齢者が多くなったという時代背景がある．

　そのような方のケアをする施設として，老人福祉法を改正し，特別養護老人ホームが設立されることになった．従来の老人ホームとは異なり，入所している多くの利用者は，何らかの医学的なニーズをもち，さまざまな医療サービスを提供する施設であるため，当初は看護職が中心となってケアを行う方向性であった．しかし，看護職の人手不足がいっこうに解消しないため，寮母がそのケアを行うことになり，寮母は看護職の免許がないため，その行為を「介護」と呼ぶようになった．

　その後，特別養護老人ホームに入所しているどの高齢者も，何らかの専門的ケアが必要であり，素人集団では十分な援助ができないことが認識され始めた．疾病構造の変化によって，医療ニーズが必要な高齢者が増加し，社会的な世論の高まりも相まって，介護の専門化の必要性が生じてきたのである．そのため1987（昭和62）年に社会福祉士及び介護福祉士法が成立し，介護の専門性が法的に明確になった．しかし，介護福祉士という専門職が確立されたにもかかわらず，一方では家族介護など高齢者の身近な人びとがその方のケアを担っている場合も多く，介護は専門職でなければならないという縛りはない．笹谷らは，介護職には介護福祉士・ホームヘルパー・無資格者などが混在しているが，施設が専門職を必要としているため，資格手当てが上昇傾向にあることを指摘している．介護は，資格がなければ仕事ができないということではなく，「素人でもできる介護」という考えからスタートしたのは事実であるが，現在はそのあり方が大きな転機を迎えている．

参考文献
安藤邑惠・小木曽加奈子編『ICFの視点に基づく高齢者ケアプロセス』学文社，2009年
木津正昭『最新・医療事務入門2006年度版』医学通信社，2006年
厚生労働省編『厚生労働白書　平成18年』ぎょうせい，2006年
笹谷真由美・安永龍子ほか，介護福祉士の労働環境と就業に関する一考察，奈良佐保短期大学研究紀要第15号，2008年，pp.35-46
小木曽加奈子「生活の中の介護　第1回　お世話する人・される人」『愛知高齢研ニュース』3月号，愛知高齢者福祉研究会，2007年，pp.5-8
小木曽加奈子・伊藤智佳子『介護・医療サービス概論』一橋出版，2007年
統計協会『国民衛生の動向2008年』2008年
『医療に関する国民意識調査』健康保険組合連合会，2007年
全日本病院協会　病院のあり方委員会編『病院のあり方に関する報告書』2007年

● 第 2 節

新しい医療に対する概念

1 疾病構造の変化

　医療の質（Quality of health care）はその時代の社会的背景によって大きな影響を受ける．従来は感染症や創傷が主な対象疾患であったため，疾患の治癒の程度や手術成績が評価の基準として優先される傾向が強かった．

　近年，疾病構造が変化して生活習慣病が疾病の多くを占めるようになったが，多くの人々は従来型の思考が強く，具体的な数値として表現される5年生存率，腫瘍の縮小率などが注目される傾向が根強く残っている．病院に対するイメージは「病気を治してもらう所」であり，そのためには患者や家族は生活上のさまざまな不都合を強いられても，不平・不満を抱くことは少なかった．つまり，今までの医療の質は疾患においての治療成績として考えることができる．

　医療法が2006（平成18）年4月より大幅に改正され，医療の質はその概要を大きく変えようとしている．従来は「まな板の上の鯉」という意識のなかで患者や家族は医療を利用していたが，自己負担の増加や自由診療の導入等の影響により，患者や家族が自ら医療を選択して医療サービスを利用する時代を迎えている．

　たとえば，近年の死亡順位が第1である悪性新生物は，多くの人は治癒が期待できず，終末期を迎えることとなる．このような終末期において，治療成績を求めることは困難な場合が多く，今までの「治癒する」というものさしで医療サービスを測定することができなくなった．患者や家族が何を医療に望むのかということはさまざまであり，個々人によっては「延命」よりも「安楽」であるかもしれない．また生活習慣病においても完治は少なく，生涯にわたり何らかの治療や生活改善が必要となる．このような場合は，患者や家族は何に価値の重きをおいているのかによって，必要な医療サービスは異なる．つまり患者や家族のニーズは一様ではなく多様であり，さまざまな価値観が存在し，単に治療成績をあげればよいという時代ではないことが分かる．

　医療に対する意識は確実に変化しており，パターナリズム（Paternalism）にとらわれた医師や病院が中心であった医療は過ぎ，現代は患者やその家族が中心となって，医療サービスを選

択する時代と変化を遂げつつある．医療技術を中心に医療を提供するのではなく，医療サービスを利用する患者や家族をいつも中心として，患者満足度が十分満たされるように医療サービスを提供する必要性がある．この考え方は従来の考え方と比べ大きな乖離があるが，医療も対人サービスの1つであると捉え，現代社会における医療サービスはどのようにあるべきかを考える必要がある．

2　インフォームド・コンセント（Informed Consent）

　医療の現場は「ヒポクラテスの誓い」が，長い間医療のあり方を示す中心の概念であった．パターナリズムが主流だった時代を経て，1960年代頃のアメリカには，人権尊重を基盤とした反戦運動，消費者運動などが活発化してきた．医療サービスを利用する患者の人権や自己決定を尊重する流れのなかで，パターナリズムの思考は大きくその転換が求められるようになった．その結果，患者の診察や治療を担当する医療・福祉専門職は現在の患者の病状や関連するさまざまな事柄を十分に説明し，患者の自己決定に基づき同意を得て，必要な医療サービスを実施する重要性が認識されるようになった．

　このような時代の流れのなか，1975（昭和49）年，東京においての第29回世界医師会総会のヘルシンキ宣言に，インフォームド・コンセント実施の必要性が追加修正された．インフォームド・コンセントは我が国においては，1990年代から「説明と同意」という言葉で表現され，臨床においても利用されるようになっている．2003（平成15）年4月には，国立国語研究所の外来語委員会がインフォームド・コンセントを「説明と同意」に加えて「納得診療」という言い換えを提案している．しかし，「説明と同意」という言葉は多くの場面で利用されており，「納得診療」という言葉が市民権を得るには時間がかかるであろう．

　医療や療養上のさまざまな事柄は，患者自身が十分説明を受けることによって，さまざまな治療の利点や欠点を正しく知り，治療をしない場合の予測される予後を理解し，患者自身が医療サービスを決める患者中心の医療が保持されなければならない．そのためにも，医療・福祉専門職は患者に対して，十分な医療上の情報を提供することが不可欠である．医師が中心となり，インフォームド・コンセントは実施されるが，患者に関わるすべての職種が必要に応じて補足的に患者の理解を促進するような働きかけが重要となる．インフォームド・コンセントを実施するにあたり，3つのポイントがある．

① インフォームド・コンセントを実施するのはだれか
② どの程度の説明を患者にするのか

③ インフォームド・コンセントの内容を記録に残す

以下では，それぞれのポイントを述べていくこととする．

1―インフォームド・コンセントを実施するのは誰か

　病状やその疾患によっては，必ずしも担当医が実施するとは限らない．むろん多くの場合は担当医や執刀医であるが，合併症の治療のためのインフォームド・コンセントなどは異なる．つまりその分野の責任を負う者が行うので，外科的手術についてはA医師が担当し，合併症の肺炎については呼吸器内科のB医師が担当するなどである．
　インフォームド・コンセントはすべての医療・福祉専門職に必要である．たとえばMRIを実施する場合に，患者が事前に医師からインフォームド・コンセントを十分に受けていても，担当の臨床検査技師などは再度実施する検査の簡単な説明をし，検査の同意を得ることが必要となる．このような行為もインフォームド・コンセントに含まれる．医療サービスにかかわる日々のさまざまな業務のなかで，インフォームド・コンセントを十分意識して実施することが望ましい．

（1）原則本人に実施する
　我が国では「自分のことは自分で責任をもつ」ということが欧米諸外国に比べると希薄である．しかし，自分の内事（病状・家族背景・経済状況など患者にまつわるすべての事柄）のことを自分より他の人が熟知していること自体が大変おかしなことである．
　原則として，インフォームド・コンセントの対象者は患者本人である．しかし，予後不良の疾患である場合は特に，本人に隠し家族のみに伝えられることもある．患者は「知る権利」と「知らされない権利」があり，どちらを優先するかは非常に難しい問題である．
　多くのケースでは，現実を本人自身が認識することによって，闘病意欲も高まる．また医療・福祉専門職との嘘偽りのないコミュニケーションによって，医療・福祉専門職へのラポール形成が容易となり療養に良い結果をもたらすといえる．その反面，病名を伏せて患者の十分な理解を得ず強引に手術に踏み切っても，刻々と増悪する病状によって本人自身が自覚することが多く，こんなはずではないと不信感が強くなり，家族や医療・福祉専門職への不満が募ることも多い．癌の告知をしないケースでも，病状の悪化により死を自覚することが多いのも現状である．
　社会的な責任が大きな患者の場合は，残された家族のためにも身の回りの整理をする時間も必要であるだろう．

予後不良の場合のインフォームド・コンセントは，本人や家族の状態だけでなく，幅広い視野をもって，最もよい方法を模索していく，柔軟な対応が求められる．

（2）患者以外の人に実施する
　患者以外の人へインフォームド・コンセントを実施することも多い．よくある事例としては，患者が妻や夫であるとき，患者本人だけでなくその配偶者も含む夫婦に対して説明をするということもある．また患者が子どもの場合では，子ども本人だけでなく家族に対して説明も行うこともあり，子どもが小児であれば，子どもの保護者に説明をすることが多い．いずれの場合も家族という枠組みのなかで，インフォームド・コンセントを実施することとなる．患者は家族のなかの一員であり，医療サービスを提供する上ではこのようなシステムを考慮に入れながらインフォームド・コンセントを実施する必要がある．

　一般的にはインフォームド・コンセントの日時を設定し，「一緒に話を聴きたい人があれば連絡しておいてください」と説明を行う．医療・福祉専門職側から強いることではないが，患者自身の判断能力が十分でない場合は，同席を求める必要がある．また，手術や大きな検査などでは患者自身の同意とは別に親族（保護者）の同意も必要となる．しかし，親族以外の関係の場合もあり，現在単独世帯が増えていることもあって，必ず親族でなければならないという前提は希薄化している．誰が同席するかの選択は患者本人に任せればよく，法的な関係にこだわる必要はない．

2―どの程度の説明を患者にするのか

　患者は「知る権利」がある一方で「知らされない権利」もある．つまり事実であっても，本人がそれを知りたいと思わなかった場合は，知らないでいる権利もあるということである．そのため，一概に，癌告知は必ず行うことが正しいというわけではない．

　予後不良の疾患であった場合，どの程度まで患者本人に説明をするかは事例によって大きく異なる．前述したように「知らされない権利」もあるわけだから，事実をそのまま伝えればよいということではない．特に日本人は「死」に対してマイナスイメージが大きく，大きなダメージを受ける．

　諸外国や我が国の一部の病院では，キリスト教をベースに医療サービスを実施している．そのような医療施設は，病室へ牧師やシスターが赴き，患者やその家族と一緒にお祈りを行うという風景がごく自然にみられる．患者や家族は神に祈ることによって，心の平安を保つことができ，それが死への準備へつながることが多いのだ．その反面，仏教は異なっている．ある仏教の宗派の総代をしていた癌末期患者は，いつも信仰が深いことで有名であった．お寺の住職

とも懇意な関係にあったため，ある日住職が病室へお見舞いに行った．すると住職が病室に入るなり，患者や家族は「まだ用はない」と怪訝な顔をした．このように宗教によって違いが生じるのである．

　一般的に社会的な役割が重い立場の人の場合は，身辺整理の必要性も生じるため，事実に沿ったインフォームド・コンセントを実施することが多い．しかし，これは我が国の特殊性であるが，患者本人ではなく，家族の意向によって本人に知らせるか否かが決まることも少なくない．また，患者の知識レベルに応じての工夫も重要であり，患者が小児や知的障害者である場合は，プリパレーションという手法を用いることが多い．医師は難しい表現を使いがちであるため，インフォームド・コンセントの場面には看護職も同席をして患者や家族の理解度を観察しながら，時には患者家族の代弁者になることも必要である．

　また，インフォームド・コンセントを実施する上ではキーパーソンは誰なのかを見極めることも大切である．患者が予後不良の疾患である場合は，「患者の死」という事態を避けることはできないため，キーパーソンに働きかけ患者本人の望みや医療に期待することなどの情報収集を行うことも，患者や家族の残された日々を有意義に過ごすために必要となる．

> ＊プリパレーション：医学的な用語やインフォームド・コンセントの内容などを身近な言葉やたとえに置き換えて患者や患児または家族に説明すること．小児看護の領域だけでなく，現在は幅広い対象者に利用されている．
> ＊キーパーソン：対象者の療養上の意志決定に影響を及ぼす人

3―インフォームド・コンセントの内容を記録に残す

　現在，医療訴訟は頻繁に起こっている．特に医療訴訟が多い分野は，出産にまつわる事柄（産婦人科医が医療訴訟の対象となるケースが多い）である．今後はどの分野の医療サービスであっても，医療訴訟は増加傾向となるだろう．医療従事者は自分たちの行った医療サービスが適切であったか法的な根拠を残す作業も重要となっていく．

　その1つとして，インフォームド・コンセントが十分に実施されたことを，記録に正しく記載し証明することがある．インフォームド・コンセントは，通常医師が，「疾患の告知」「治療法の選択」「治療法の同意」などの場合に実施することが多く，医師と患者もしくはその家族と，看護職が同席することとなっている．その際は，インフォームド・コンセントの内容は医師の診察記録のみに記載するのではなく，看護記録にも必ず記載する．

　現在，手術や検査などによく使用されるのが，同意書の徴求である．インフォームド・コンセントが実施され，それに基づき医療を提供することに対し，患者や家族の同意を法的に示す

最善の方法であり，それぞれの医療機関は独自の同意書を作成し利用している．原則として，同意書は，手術や検査の前に患者に提出してもらい，診療録に添付するものであるが，生命にかかわるような緊急の場合はその限りではなく，事後の提出も合法的に認められる．

また，同意書がなければいかなる前処置も実施してはならない手術として，母体保護法で定められている「人工妊娠中絶」がある．母親の体内に宿る小さな命は，両親の意志がかわれば，その命をつなぐ可能性があるため，このような対応が定められているのである．

治験の場合には，説明文の交付も行われる．治験への参加に同意することを確認する文章であり，被験者（またはその代諾者）と治験責任医師などの記名捺印または署名と日付が記入される．

インフォームド・コンセントが実施されその旨を診療録へ記入しても，同意書の徴求や説明書の交付に比べると，訴訟になった場合は法的に弱い．しかし，すべての医療行為や病状説明に同意書を徴求することは不可能である．その対処としては，インフォームド・コンセントの内容をできるだけ詳しく診療録に記載する必要がある．また，前述したように，看護職がインフォームド・コンセントに同席することによって，証人になることも可能である．インフォームド・コンセントが実施されたことは，看護記録にもその証拠が残るよう記入漏れがないよう心がける．

従来のパターナリズムとインフォームド・コンセントの違いについて紹介する（表1-2-1）．現在はどの医療機関でも多かれ少なかれ，インフォームド・コンセントが実施されているが，よりよいインフォームド・コンセントを実施し，それを記録に確実に残すことが重要である．

●表1-2-1　パターナリズムとインフォームド・コンセントの比較

	パターナリズム	インフォームド・コンセント
説明の相手	基本は本人だが，悪性の場合家族を優先する傾向	原則的に本人，患者が認めたときに家族など
説明の趣旨	医師の提案に同意を求める　説得する傾向が強い	自由な選択が可能となるための基盤
説明の詳しさ	提案することについてのみ詳しい	必要なものは同程度に詳しく，ただし理解できる範囲で
ほかの選択肢	ほとんど示さない	必ず提示
セカンド・オピニオン	嫌がる，積極的に勧めない	積極的に勧める
病名	悪性の場合にはあまり説明しない	原則として正確な病名を告げる
決定の主体	医師	患者
信頼関係	なければ成立しない	特別強い信頼関係がなくても診療は進む
患者の当事者能力	あまり認めていない	認めている

出典：宮本恒彦『インフォームド・コンセント』永井書店，2003年，p.13より引用

3　セカンド・オピニオン (Second Opinion)

　介護保険制度が2000（平成12）年4月に施行されてから，患者自身が医療サービスや福祉サービスを自己決定で選択するということが原則であるということは，医療・福祉専門職であれば十分認識しているところであろう．表1-2-2のように，日本国憲法第13条では個人の尊重，生命，自由，幸福追求の尊重から導かれる「人格権」という考えを示している．

● 表 1-2-2　日本国憲法第 13 条

「すべて国民は，個人として尊重される．生命，自由及び幸福追求に対する国民の権利については，公共の福祉に反さない限り，立法その他の国政の上で，最大の尊重を必要とする．」

　患者には，「病院を選ぶ権利」，「医者を選ぶ権利」，「医療を受ける権利」，「医療を拒否する権利」，「疾病や病状に対する真実を知る権利」，「真実を知らされたくない権利」，「自主的判断権」，「自己決定」，「プライバシー権」などがある．これらは基本的に患者個人に属するものであり，患者自身の自己決定権と選択権に委ねられる．

　我が国においては，家族がこれらの権利を代行することが多々みられるが，家族が公的に患者に代行して自己決定権と選択権を行使できるのは，成年後見制度を利用する場合と15歳未満の保護者である場合である．15歳以上は民法上遺言ができる年齢であり，法的解釈としては自己決定や選択ができる年齢である．

1 ─ セカンド・オピニオンとは

　パターナリズムから患者の自己決定権を重視する時代のなか，セカンド・オピニオンという概念が登場した．セカンド・オピニオンは「第2の診断」という意味であり，患者が疾患の診断や治療方針の自己決定をするにあたり，自己決定を判断する際必要となる主治医以外の医師の意見のことであり，ドクター・ショッピングとは異なる概念である．

　疾病の診断や治療方針も必ずしも1つの見解のみということはない．今後医療の発展に伴って，治療法も増え複数から選択するという可能性がより生じる．患者が自己決定を行う立場となれば，選択肢は多い方がよく，またその具体的な方法についても熟知する必要があるだろう．主治医が示す見解とセカンド・オピニオン医（主治医以外の医師）が示す見解が同じであれば，患者は満足して医療サービスを受けることができる．しかし反面，主治医とセカンド・オピニオン医が示す見解がまったく異なっていれば，患者は自己決定に不安を感じるだけではなく，医療・福祉専門職への不信も生じるであろう．

最先端の医療では，専門家でさえ，どのような治療法を選択することが最善なのか判断がつかないケースも起こりうる．主治医もセカンド・オピニオンを謙虚に受け止め，自分自身の能力を見つめなおす必要があるといえるだろう．患者が十分に納得して医療を利用することは，患者の権利を守ると同時に，医師にとっても誤診や医療過誤を防ぐという効果もあるのだ．
　セカンド・オピニオンを推進する団体としては「セカンドオピニオン・ネットワーク（SOP）」（info@2-opinion.net）があり，よりよい医療環境作りを目指している．また，セカンドオピニオン協力医リストの公開もされている．

2─セカンド・オピニオンにおける主治医のあり方

　パターナリズムの思考が現在も強い日本では，「まな板の上の鯉」の表現に代表されるように，患者自身が自己決定をする意識が十分育っていない場合がある．医師にお任せであったり「いい患者」を演じるために医師へ順従な態度を示そうとすることもある．また，本当はいろいろと疑問点が浮かんでいても，質問や意見を述べることができない場合もある．
　主治医は患者が病状や治療などに対して不安があると判断できた時は，セカンド・オピニオンを積極的に受けることを勧めることが重要となる．これは個人レベルでなく，病院全体でシステムとして取り組むべきである．大学病院を始め，多くの総合病院は外来患者の主治医制をとっている．現在は，外来での主治医を，患者の意志で他の主治医を指名して交代するというシステムが導入されている場合もある．病院全体でセカンド・オピニオンの推進や主治医の交代を導入し，患者の自己決定を保障するよう努めることが大切である．また医療・福祉専門職も患者や家族の様子を観察し，病名や治療方針に不安がみられる場合には，セカンド・オピニオンの利用を勧める立場でなければならない．
　患者がセカンド・オピニオンを希望する場合，主治医は，診療情報を提供する必要がある．これは，セカンド・オピニオン医が正確な診断を下す手助けとなり，無駄な検査を行わないためでもある．そのため，主治医は，患者が主治医へセカンド・オピニオンを利用することを告げることができるような医療者と患者とのラポールの形成に常日頃努めなければならない．主治医はセカンド・オピニオンが患者にとって最善のものとなるように，必要な情報（検査結果など）を提供し，状況に応じてセカンド・オピニオン医との連携を図ることも必要となる．
　客観的な情報がないまま，セカンド・オピニオンを利用しても，一般論しか提示できず，また診断や治療方針を探るために，再度検査をし直さなければならないという状況になる．診療録のコピーをすべて提示することは困難であり，事例によっては量が膨大となり現実的ではない．またセカンド・オピニオン医がすべての診療録に目を通すことも時間や解読といった手間が多くなる．主治医の役割としては，セカンド・オピニオン医が診察に際して必要だと判断で

きる資料をまとめて，また必要に応じて紹介状を書くことも求められる．

　この方法は議論があり，主治医の意向が反映されてしまいバイヤスがかかるという意見もあるが，診察の効率化としての効果は高い．しかし，主治医の診断や治療方針に患者が疑問がある場合や主治医への不信が強い場合は，すべての診療録の提示が有効であることもある．一般的には各部位のX線撮影，CT，MRI，エコー，心電図などの画像データと血液所見などからその疾患の特性に応じた検査データを提示する．また，必要に応じて臨床症状などもサマリー（要約）としてまとめる．入院期間中に他の特記事項があり，より細部にわたっての情報提示の必要性が高い場合は看護サマリーも併せて提示することもある．

　患者が，よりよい医療サービスが利用できるために最善を尽くすことが，医療・福祉専門職の役割である．

3―セカンド・オピニオン医

　セカンド・オピニオン医は，疾患や治療に関する見解を示す役割であることを自覚し，自己決定権や選択権は患者自身がもっていることを常に念頭におく必要がある．セカンド・オピニオン医は，既存の検査や今までの経過を知り，その後必要に応じて検査を追加実施することと，診察もより注意深く行うことも相まって，主治医より情報が多く，より正確な診断ができる可能性は高くなる．また，患者や家族はセカンド・オピニオンを求めるとき，より高度医療を提供する医療機関を選び，その疾患に対する専門的な医師が担当することが多い．このような事由により，より正確な診断に結びつきやすい傾向がある．

　しかし，転院を勧めたり，最新の治療法を勧めるための手法ではない．あくまでも，セカンド・オピニオンは医療の質を高めるための一手法であるということである．セカンド・オピニオン医が診察を実施するときに問題となるのは，病状として時間的余裕がどれくらいあるかということである．緊急を要する状態であれば，セカンド・オピニオンを実施することよりも，すぐに治療を受けた方がよいことも伝える必要がある．しかし，治療をしながら本人以外の家族がセカンド・オピニオン医に意見を求めるという方法もある．

　セカンド・オピニオン医が心がけなければならないことは，前の医師がどのように判断していようとも，それに左右されることなく自分自身の診断や考えられる治療方針を患者や家族へ伝えることである．前医とのかかわりがある場合は非常に難しいことでもあるが，患者の自己決定を促進する一手法と認識をすればおのずから最善を尽くすことが責務であることが理解できるだろう．

　セカンド・オピニオン医は，その疾患に対するスペシャリストである場合が多いが，セカンド・オピニオン医は，主治医のミスの訂正を主な業とするのではない．既存の検査結果やセカ

ンド・オピニオン医の診察の結果から疾患や治療に対する判断を行うことにより，患者や家族の理解を深め，意欲的に治療に参加できるよう援助することが役割となる．情報が不十分である場合は，必要に応じて主治医に病状の確認をする場合もある．

また，セカンド・オピニオン医が前医よりも知識が豊富で経験が豊かである必要はない．セカンド・オピニオン医自身が自己覚知をすすめ，自己で判断できる内容であれば，積極的にセカンド・オピニオンを実施し，自己の能力を超えている場合は辞退をし，適切な医療機関を紹介しなければならない．

4―患者自らがセカンド・オピニオン

現在は，医学的な知識は本や雑誌だけでなく，インターネットという方法によって，入手できるようになった．そのため患者や家族が自ら情報を集めて，自分の疾患や治療方針に対して見解を示すことも多くなってきた．また，インターネットでは健康相談などを実施しているサイトもあり，主治医よりも当事者の患者や家族の方が，新しい治療法や学会発表の内容を詳しく知っているというケースも稀ながらある．主治医はこのような患者の行為を煙たがらずに，患者の集めてきた情報をともに考え，それに対しての専門家からの見解を示すよう努めるべきである．また，主治医自身で見解を出せない場合は，主治医がスーパービジョンを受けることも必要であろう．

今後，ますます医療に関する情報を多くの人達が手軽に検索することができるようになるだろう．しかしその反面，誤った知識も多くなる．

現在でもアトピー性皮膚炎の民間療法が後を絶たない．それも莫大な民間療法が存在する．たとえば，温泉治療もその1つである．「毎日アトピー性皮膚炎に効果がある温泉を利用すると，副腎皮質ステロイド剤を全く使用しなくとも完治する」というキャッチフレーズや口コミ情報に，多くは両親（特に母親）が惑わされて，副腎皮質ステロイド剤をまったく使用せず，病状が著しく悪化するケースも後を絶たない．多くの人は，副腎皮質ステロイド剤が体に悪いと信じており，長く使用することに不安を抱いているため，このような民間療法に傾いてしまうのである．副腎皮質ステロイド剤を適切に使用し，スキンケアを十分に行うことが治癒への一番の近道であることを，患者や家族へ十分インフォームド・コンセントすることによって，患者や家族の不適切な判断は減少すると考えられる．また，治療の中断によるリバウンド現象によって，その後の治療が非常に難しくなることもインフォームド・コンセントで伝えたい内容である．アトピー性皮膚炎の種類によってはある年齢に達すると，免疫機能のホメオスタシスが良好に働き自然に軽快することも多く，一部の人々はこれを「民間療法によって良くなった」と誤って認識していることもある．

このように，民間療法の多くはまったく効果がないものから病状の増悪を示す場合もある．患者がよりよい医療サービスを活用できるようにするためには，主治医と患者や家族とのラポールの形成が欠かすことのできないものであり，不十分であれば患者や家族は怪しげな民間療法へ手を伸ばしてしまうことにもなりかねない．
　患者が安心して，医療サービスを利用できるためにも，病院などに患者用の図書館などを併設し，少しでも患者自身が自分の疾患や病状に対する認識を深め，より主体的に医療に関わることをサポートすることが重要である．医療・福祉専門職としては患者が自ら調べることを手助けすることも必要となる．患者の身近な医療・福祉専門職がさまざま側面からサポートできるよう体制を整備するとよい．

5―セカンド・オピニオンの効果

　セカンド・オピニオンはよりよい医療サービスを受けるための手段である．ここでは医療サービスにおけるセカンド・オピニオンの効果をまとめる．

（1）患者が納得して診療が受けられる
　医療に関することは，患者自身がどれだけ本やインターネットを駆使しても，十分な理解を深めることは難しい．患者や家族が納得して診療を受けることは，治療への意欲的な患者の姿勢を生み出すことにもつながる．また患者や家族は誰だって，最もよい医療を利用したいと思っている．初診の医師の診断結果を疑うということではないが，もっとよい方法があるかも知れないという希望ももっている．
　セカンド・オピニオンを利用して，疾病の予後や治療方針にぶれがないことを確認し，またよりよい医療の方向性を見出すことができれば，現在の状況に取り組むポジティブな力となりやすい．
　これはあらゆる場面で効用を発揮し，セルフケア能力が高く維持されることに代表される．多くの疾患は患者自らの生活管理が重要となる．患者が納得して診療を受けることによって，食事制限や生活療法などを実行できる原動力となる．

（2）医療に対する患者の選択の保障
　現実的には，患者や家族が他の医師の見解を知りたいと思っていても，言い出すことが難しいという実情がある．これは「他の医師に聞きたいなんて，失礼なことだ」ということが根底にあるからであろう．このような現状は決して好ましいものではない．患者や家族が納得をして，医療サービスを利用することが本来のあり方である．医療・福祉専門職は，患者が積極的

にセカンド・オピニオンを利用できるように，病院内の掲示やパンフレットを作成して，患者やその家族にセカンド・オピニオンが身近となるよう，働きかける必要がある．

　セカンド・オピニオン制度が普及することにより，それぞれの病院が行っている医療や看護の質も外部の情報として提示されることとなる．今後は開かれた病院体制を作っていく必要があり，積極的に情報公開をし，患者が医療を選択できるようなシステムの構築は重要と考えられる．

　現状では同じ病院内であっても主治医を交代してもらうことができない場合もあり，患者の自由選択を阻害している．しかし，病院によっては主治医を患者の意志で自由に替えられるシステムを導入しているところもあり，今後はこのような体制をすべての病院で取り入れる必要があるだろう．医療・福祉専門職と患者の間にラポールが形成されていないと，医療サービスに対する不信を招きやすいということを念頭におかなければならない．

（3）医療の質の向上

　セカンド・オピニオン制度が普及することにより，EBMに基づいた医療を多くの病院は選択せざるを得なくなるだろう．そのため不必要な手術や治療も軽減することが期待できる．現在，多くの疾患では治療の指針となるガイドラインが制作されており，その手引きに沿って医療サービスは提供されるはずであるが，疾患別入院期間も大学病院間でさえも倍近くの違いがあり温度差がある．セカンド・オピニオンを利用すれば，このような差も縮まり，全体の医療の質が充実することが期待できる．また，一定の基準を満たした上で医療機関の特殊性を打ち出せば，幅の広い医療サービスとなり，患者にとっては選択の幅が広がることにつながるだろう．これは患者の自己決定を促し，また患者満足度の向上に大きく役立つと考えられる．

　現在は，患者自身で治療の必要性を判断できず，手術を行ってしまう事例もある．たとえば，TNM分類（国際的病期分類法）0期，Ⅰ期，Ⅱ期の乳がんの場合は，リンパ生検でセンチネルリンパ節に異常がなければリンパは温存する乳房温存手術（腫瘍摘出術・乳房部分切除術・乳房切除術）が主流であるが，実際には一つ昔の手術方式を採用している病院も残念ながらある．「安心のためリンパ節も取っておきましょう」という言葉は患者にとっては選択の余地はない．事例によっては必要な場合もあるが，このような広範囲の手術はむろん患者の不利益につながり，また過剰な診療である．

　このようにセカンド・オピニオン制度を利用することにより，ある一定の医療水準が維持され，無駄な医療費を抑制する効果もあると考える．

6―ドクター・ショッピング

　セカンド・オピニオンを利用しても，疾患や治療方針などに十分な理解を得ることができなかった患者は，再び他のセカンド・オピニオン医に見解を求め多くの医療機関を渡り歩くということがある．このような状態となるのがドクター・ショッピングである．

　ドクター・ショッピングもたった1回の受診で，他の病院へ移ることもあるが，しばらく通ってから他の病院へ移ることもある．また他の病院ですでに受診していたことを隠して，次の病院へ移ることもあるが，患者や家族が前の病院ではこのような診断や治療を勧められたと話す場合もあり，そのケースは多彩である．

　患者の多くはむやみやたらに医療機関を転々としているわけではない．ドクター・ショッピングをする患者は医学的な知識を自ら集めていることが多く，患者自身の見解と医療者側の見解の相違によっても，ドクター・ショッピングは生じていると考えられる．

　十分なインフォームド・コンセントによってドクター・ショッピングは軽減できるが，事例によっては患者側の「疾患を受容できない」という問題が潜むこともある．つまり，ドクター・ショッピングのごく一部は患者や家族自身の問題によって生じることもあるということである．アメリカのカウンセリングの臨床は，5回以上の転院は患者側に問題があることを指摘している．

　セカンド・オピニオンは今後さらに活用が求められているが，ドクター・ショッピングに対して，どのような対応をしていけばよいのか今後の課題でもある．ドクター・ショッピングを続けることは，自分たちにとって利益は少なく，また，診断が遅れ治療の開始が後になればなるほど，一般には治療期間も長引くことを患者や家族側が十分に認識できるよう，医療・福祉専門職は説明をする必要がある．患者や家族が，疾患によってはそれぞれゴールデンタイムがあり，この時期を逃してしまうと著しく障害を残す恐れがあるという場合もあることも理解できるように努める姿勢が，医療・福祉専門職には求められる．

参考文献
山内茂樹監修『医療の品質改善』日本能率協会マネジメントセンター，2003年
真野俊樹『医療マネジメント』日本評論社，2004年
阿部好文『医療安全キーワード50』診断と治療社，2005年
真野俊樹『信頼回復の病院経営』薬事日報社，2005年
細田満知子『「チーム医療」の理念と現実』日本看護協会出版会，2003年
宮本恒彦『インフォームド・コンセント』永井書店，2003年
福祉士養成講座編集委員会編『社会福祉士養成講座法学』中央法規出版，2006年
安藤邑惠・小木曽加奈子編『ICFの視点に基づく高齢者ケアプロセス』学文社，2009年
木津正昭『最新・医療事務入門2006年度版』医学通信社，2006年

厚生労働省編『厚生労働白書　平成20年』ぎょうせい，2008年
小木曽加奈子・伊藤智佳子『介護・医療サービス概論』一橋出版，2007年
統計協会『国民衛生の動向2008年』2008年
『医療に関する国民意識調査』健康保険組合連合会，2007年
全日本病院協会　病院のあり方委員会編『病院のあり方に関する報告書』2007年

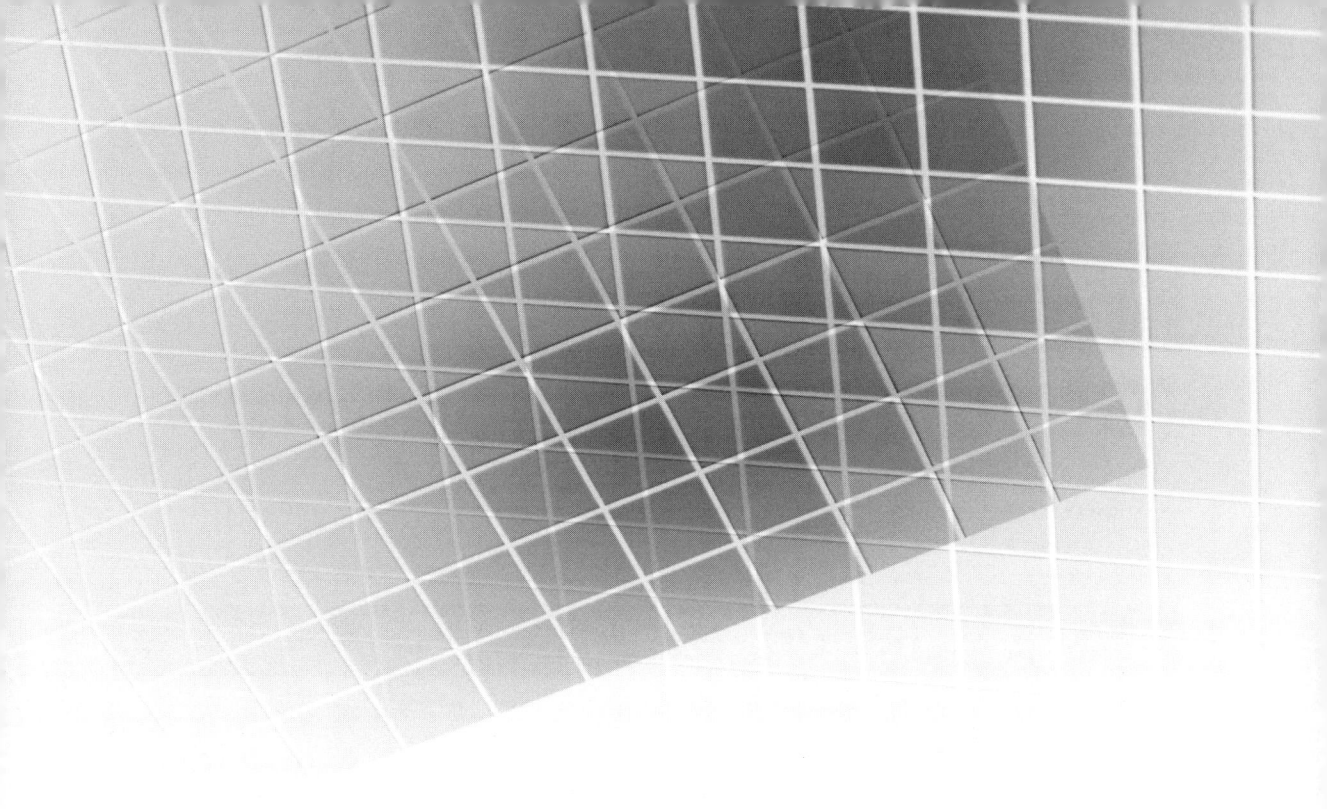

患者満足度(Patient Satisfaction)

- 第1節　顧客満足度（Customer Satisfaction）
- 第2節　患者満足度の概要
- 第3節　患者満足度の向上のために

2章

第1節

顧客満足度
(Customer Satisfaction)

1　顧客満足度の概要

　医療や福祉は，金融機関，教育機関，運輸機関などと同じ，第3次産業であるサービス業に属する．国民皆保険制度により，国民が等しく医療サービスを受けられるようになり，患者は医療サービスや介護サービスを選択し，利用することができる時代となった．今後は，患者から選ばれる医療機関や施設として運営するためにも，患者や家族が何を基準にサービスを選択するのかを明らかにして，顧客満足度に対応した医療サービスのあり方を構築していく必要があるだろう．

　医療機関の顧客満足度は患者満足度として考えることができるが，ここでは一般の企業や行政などの顧客満足度の概略を押さえ，その上で医療機関の患者満足度を述べることとする．

2　顧客満足度

　最近，顧客満足についていろいろな場面で論議され，顧客満足度という指標で表されている．もともとマーケティングのリサーチの際に使用していた概念であり，米国において，1980年代から用いられはじめた．それまで生産者の主導でつくられていた商品の質や方向性などを，利用者（顧客）の要望や嗜好を中心に据えた方が良いのではないかという考えからきているものである．顧客満足度とは，提供した内容が，利用者（顧客）にどのように評価されているかを一定の尺度により測定し，表した結果をいう．

　その評価の尺度や表記方法は相対的なものであり，一般には満足度の度合を何段階かに分ける方法がとられている．表2-1-1に顧客満足度調査の例を示す．
　この調査票を
　　① 面接方式にて収集する．
　　② 郵送などで収集する．

③ テレマーケティングにより収集する．
ことによって，顧客の意向を調査し，さらに顧客が満足するための重要なデータとなるのである．

　近年，この顧客満足度について他者との差別化を図るため，競って向上を目指す状況になっている．これによって，消費者や利用者の意識が向上し，住民の権利意識が高まり，顧客の「声」にきめ細かく対応するのはもちろんのこと，回答のスピードも求められるようになってきている．そんな状況下で，顧客満足度は企業だけの概念ではなくなり，病院など医療機関や鉄道などの公共的機関，さらには行政機関にも取り入れられるようになってきた．

● 表 2-1-1　顧客満足度の調査の例

購入された○○に対する満足度をお聞かせ下さい
Q1　○○の使いやすさについて
非常に満足　　やや満足　　どちらともいえない　　やや不満　　非常に不満
5　—　4　—　3　—　2　—　1
Q2　○○の価格について
非常に満足　　やや満足　　どちらともいえない　　やや不満　　非常に不満
5　—　4　—　3　—　2　—　1
Q3　今後○○を買い換える際，○○製品を購入したいと思いますか？
非常にそう思う　　ややそう思う　　どちらともいえない　　あまりそう思わない　　全くそう思わない
5　—　4　—　3　—　2　—　1

　その背景には，消費者や利用者に対し企業が顧客満足度という概念を取り入れ，それを向上させるために種々の方策を仕掛けている状況のなかで，いわゆる商品を売ることを生業とする企業と病院などの医療機関や鉄道などの公共的機関との違いが利用者の目からは見えないものとなり，その結果として，医療機関や公共的機関も利用者への満足向上を目指さざるを得なくなった状況が考えられる．

　しかしながら，医療機関や公共的機関は，ただやみくもに顧客満足度だけを追求するものでない．利用者の安心・安全を基礎とし，基本的には医療技術や運転技術といった技術面での質の高いものを追求していくことが原則であることはいうまでもないだろう．

3 情報の公開と保護からみる顧客満足度

　今，憲法改正の論議がいろいろなところでなされている．憲法第9条の論議のほかに，首相公選制の導入や，「知る権利」，「プライバシー権」，「環境権」といった新しい権利概念についても憲法改正を視野に入れた議論がされている．ここでは，「知る権利」からくる情報の公開と，その保護からみる顧客満足度について視点をあてる．

1──知る権利と情報公開

　ひと昔前は，それぞれが保有している情報は必要最小限にして，できるだけ伏せておくという風潮が社会全体にあった．そしてさらに，自己に不利な情報を加工したり，削除したりする，それぞれの都合により情報を操作することにより状況を有利に運ぶことを期待していた．しかし，企業，国や役所などで不祥事が発覚し，それまでのように情報を自己の都合により操るわけにはいかなくなり，逆に，率先して情報を公開し自らの姿勢を正すことを余儀なくされたことで，社会全体の潮流として情報の公開がされるようになった．

　そうなると，逆に透明性を前面に出し，住民や利用者に対し，健全性をアピールする流れが加速し，それとともに利用者が情報を知ることができるという権利意識が盛り上がり，顧客満足の1つの要素ともなっている．

　国においては，1999（平成11）年に「情報公開法」が成立し，2001（平成13）年4月から施行された．「知る権利」は明記されなかったものの「行政文書の開示を請求する国民の権利につき定める」と規定されており，積極的に「公開」の立場としての国の姿勢を国民にアピールし，国民の満足度の向上の一翼となっている．

　県や市町村では，これより先に「官官接待」「カラ出張」「裏金問題」などの不祥事が明るみに出るなど問題が起こり，国に先駆けて情報公開の制度を導入していった．また，銀行や信用金庫などの金融機関では，バブル崩壊後貸し渋り問題やペイオフ解禁などにより情報公開への流れが進展し，さらには公共性に基づいた銀行の情報公開のルールを設定することにより，利用者が銀行を選択できるようにし，同時に銀行側も利用者を意識した経営を行うような制度が論議されている．

　医療機関では，利用者である患者にとっては，病院や医師に命を預ける，いわば「まな板の上の鯉」という意識が強く，いわれるまま従うという環境が当然のようにあり，なかなか病院や医師が自ら情報を公開するには至っていなかった．しかし，やはり「医療過誤」や「カルテ改ざん」などの不祥事が起こり，他の社会の動きもあり，遅れていた情報公開がしぶしぶされるようになった．ただ，その内容については，医療機関ごとにさまざまで，病院を選ぶ目安と

なる病気別の治療件数，手術件数などの情報を公開している病院はまだまだ少ない．
　そんななかで千葉市医師会は，インターネットなどを利用し，県内の救急・休日診療情報やその診療科目，さらには緊急当番医に至るまで利用者の立場に立った情報提供をしている．病気を疑うとき，急病が発生したとき，病院での待合い時間は短い方がいいが，どうしたらよいのかなど，利用者（顧客）が欲しいときに欲しい情報が手に入ることが利用者の満足を満たす要因である．

●表 2-1-2　病院における情報公開のレベル

① 第三者提供の制限……事前の患者の同意が必要
② 第三者提供の例外…＊法令に基づく場合
＊生命や，身体などの保護に必要があり，本人の同意を得ることが困難な場合
＊公衆衛生の向上または児童の健全な育成の推進のためなどに必要であり，本人の同意を得ることが困難な場合
＊国の機関などが法令に定める事務を遂行するうえで，本人の同意を得ることで事務に支障が生じる場合

出典：木津正昭『最新・医療事務入門』医学通信社，2009 年，pp.19-20 を元に作成

2―プライバシー権

　人はだれでも私生活や内緒にしておきたいことがあり，だれからも干渉されず「そっとしておいて欲しい」と思うものである．その干渉されない状態を求める権利を，「プライバシー権」という．この「そっとしておいてもらう権利」は，前に述べた「知る権利」と一面相反するものであり，たびたび「報道の自由」とのかかわりなどから問題となっているが，ここではその点には主眼を置かないこととする．
　プライバシー権を考えるときに，この「そっとしておいてもらう権利」は狭義とし，広義には，情報化社会の進展を背景として，国や自治体などの行政機関をはじめ，企業，銀行，病院などが保有する自己に関する情報の開示を受ける権利，更にその情報が正しくないときは訂正や削除などを求める積極的な権利（自己情報コントロール権）も含まれる，とする見解が一般的となってきている．
　ところで，私たちは社会生活を営む上で，自分にかかわる情報を他者が保有することは必然となる．それは，携帯電話の利用申込み，ホテルなどでの宿泊の申込みなどといった種々の申請をするときや，アンケートに回答するときなど，本人が提供する場合が多い．しかし，警察などの捜査情報，健診などの医療情報，学校の成績情報などは本人からの提供によることなく他者が保有することとなる．

この「他者が保有する自己の情報」である個人情報の漏洩問題がたびたび起きている．行政書士などによる住民票や戸籍の不正請求，社会保険庁における年金加入者情報の不正収集，防衛庁の情報公開請求者情報の不正利用，警察の捜査情報の漏洩などである．また，高度情報化の進展により，一件あたりの漏洩の件数も膨大なものとなっている．情報処理委託会社のアルバイトによる市の住民情報の情報売買事件や，インターネットプロバイダーの顧客情報流出事件，銀行の顧客データ流出事件などは何万件，何百万件にも及んでいる．

　自分の情報が適正に管理され，利用されていることが，利用者の顧客満足につながる最低の条件となる．

　そうしたなか，「言論の自由」の制限などの問題が提起され，報道機関などから反対され難航したものの，国では2003（平成15）年5月に「個人情報保護法」が成立し，2005（平成17）年4月に全面施行した．これは，個人情報の有用性に配慮しながら，個人の権利利益を保護することを目的として，民間事業者などが個人情報を取り扱う上でのルールを定めたものである．

　この間に国の機関では，「行政機関の保有する個人情報の保護に関する法律」を定め，国が保有する個人情報の適正な管理と，自己情報のコントロール権を法律として定めた．一方，地方自治体ではこれより前の1985（昭和60）年川崎市で自己情報コントロール権の考えに立った「個人情報保護条例」が成立して以後，制定する自治体が増えていった．

　また，個人情報保護法の義務を負う事業者は，「個人情報を合計5千人分を超えて保有し，事業に使用している事業者」とされているものの，これに該当するしないにかかわらず，法律で定められている基本的な義務を守ろうとする動きが企業の間で出てきている．これは，会社や団体が，個人情報の漏洩などの問題を起こした場合，「法律を守らない会社」と判断され，信用を著しく損ない，場合によっては，その存続を脅かしかねない事態に陥る恐れからくるものである．そして，個人情報の取扱いが適切であることを第三者機関が認定する「プライバシーマーク」を受ける企業や団体が増え，顧客の視点から見える形でアピールすることで，一層の顧客満足の向上を目指している．

3—医療機関におけるプライバシーへの配慮

　一方，医療機関は多くの個人情報を保有しており，いわゆる「秘密情報」が最も多い機関の1つである．ここでいう「秘密」とは，一般的に了知されていない事実であって，これを一般に了知せしめることが一定の利益の侵害になると客観的に考えられるものをいい，個人の名前や住所といった個人情報とは違い，個人のプライバシーが著しく侵害されるものをいう．それだけに，その取り扱いは，一層の適正な管理が要求され，その状況により顧客の満足度にも影響する．最近では，大きく「個人情報保護方針」と看板を掲げるところも増えてきている．ま

た，社団法人全日本病院協会では「個人情報保護法に関するQ＆A」により，

●表2-1-3　病院におけるプライバシー確保の対応

| ① 利用目的の通知について |
| ② 呼び出し・外来での対応 |
| ② 入院患者・面会者への対応 |
| ③ 電話対応について |
| ⑤ 家族への対応 |

表2-1-3などについて支援を行っている．さらに「もしも情報が漏洩したら」ということを視野に入れた，事後への対応のあり方も紹介している．いずれにしても，利用者の個人情報の取扱いについては，顧客満足の基礎となるものであり，ここからサービスの向上につなげていく必要がある．

●表2-1-4　病院での案内

　当病院は，常日頃より患者様の視点に立ち，質の高い医療の実現とより良い患者サービスの提供を目標として，診療業務を行っております．

　患者様の健康状態に応じて迅速に的確な医療を提供させていただくためには，患者様に関する様々な医療情報が必要です．患者様と確かな関係を築き上げ，安心して医療サービスを受けていただくために，患者様の個人情報の適正な管理は必須です．当病院では，下記の方針に基づき，患者様の個人情報については適正に取り扱うよう全力で努めてまいります．

① 個人情報の収集

　当病院は，診療および病院の管理運営に必要な範囲に限り，患者様の個人情報を収集いたします．その利用目的については，患者様に予め明示いたします．また，その他の目的に個人情報を利用する場合は，利用目的を予めお知らせし，ご了解を得た上で実施いたします．

② 個人情報の利用および第三者への提供

　当病院は，患者様の個人情報の利用につきましては，以下の場合を除き，原則として，本来の利用目的の範囲を超えて利用および第三者への提供を行いません．

　　○ 患者様の了解を得た場合
　　○ 個人を識別あるいは特定できない状態に加工して利用する場合
　　○ 法令などにより提供を要求された場合

　当病院は，個人情報を第三者へ提供する場合，その必要性を慎重に吟味し，出来うる限り患者様の個人情報を保護するように努めます．また，相手方に対し患者様の個人情報が保護され

> ③ 個人情報の適正管理
>   当院は，患者様の個人情報への不正アクセス，紛失，破壊，改ざん，及び漏洩などを防止し，安全で正確な管理に努めます．
>
> ④ 個人情報の確認・修正（開示など）
>   当病院は，患者様の個人情報について患者様が開示を求められた場合には，遅滞なく内容を確認し，当病院の「診療情報の提供等に関する指針」に従って対応します．また，事実でないなどの理由で訂正や削除を求められた場合にも，調査し適切に対応します．

4—おもてなしについて

　個人，会社，地域などいろいろな場面で「お客様をもてなす」ということがある．相手のことを考え，いかに満足していただくかを目指すものである．
　我が国は，高度経済成長を果たし，経済が豊になり，物に不自由することなく満たされてきたなかで，人と人との交流やふれあい，地域のコミュニティを犠牲にしてきた．サービスを一方的に押しつけ，「物をつくればいい」「物が売れればいい」という考えだけにとらわれ，消費者や利用者の視点はまったくもっていなかった．
　ただし近年，顧客満足度という概念が出てきたことにより，それまでみえなかった顧客の視点はもちろんのこと，その顧客をとりまく環境までもよくしようとする動きも出てきている．今や，地域へのサービスを提供するのは行政だけでではない．
　企業が取り組む社会貢献活動には，現金や物品の寄付，企業組織として取り組む社会貢献活動プログラムのなかで従業員が活動するもの，従業員個人が参加しているボランティア活動への金銭の支援や休暇制度の整備による支援などさまざまな形がみられる．また，行政や住民と一緒になって企業も地域のまちづくりに参画し，まちに貢献しようとしている．以下のプログラム以外にも，環境，児童福祉，高齢福祉，など多岐にわたっている．

●表2-1-5　地域と参画したプログラム例

① 企業と地域住民の協働により環境と防災地図を作成
② 企業との協働事業によりマネジメントや起業の研修・人材派遣などの実施
③ 企業との協働による水源の森づくり体験活動の実施
④ 企業と地域との里山保全

ただし，ここでも顧客は利用者や消費者だけでなく，地域をその対象とし，満足してもらうもてなしを実施するところが増えてきている．行政機関である県や市町村では，少子高齢化が進展するなか，地方分権の一層の推進と三位一体の改革による税財源の見直しなどによる一層の行財政改革を迫られており，職員の削減をはじめ事務事業の見直しを実施している状況のなかで，「住民協働」を打ち出し，住民と一緒に行政を推進していくことを掲げるようになった．となれば住民にそっぽを向かれては何も進まなくなり，住民である顧客の満足，意向を十分に反映した政策が必要となっている．そこで最近，住民意識調査やシンポジウム，タウンミーティング，住民公聴会，パブリック・コメントなど住民の意見を聴取し，住民参加を積極的に進める政策を展開している．自治体のインターネットのホームページ内でも常に意見を聴くための環境を整えていることも多い．医療においても，今後このような視点が重要となってくるだ

●表 2-1-6　おもてなしの心

　どんなに設備が豪華でも，いくら景色に恵まれ，質の高いサービスが行われても，相手に対する配慮や感謝する気持ち，そして心のこもった応対がなければ，顧客の満足は得られません．日本人にとって，普通の生活の中で自分の家をきれいにし，来客の好きな食べ物などを用意して，笑顔で迎えることが「おもてなし」であったように，相手の立場に立って心温まる応対を行う原点となるのが，「もてなしの心」です．

　もてなしは，自己をしっかりと発信しながら，相手に対して心を用いて働きかけ，信頼関係づくりを行って，お互いに補完し合い，何かを達成していく共生の関係です．茶道でいうなら，客をもてなすために細やかな心づかいをする「主」とその気持ちに応える「客」の関係で，両者に心の一体感があります．つまり，ゲストとホストが横並びで，共通の土俵で，感動を共有するという相互信頼関係を背景としています．したがって，もてなす側にとっても，喜びや満足が形成されなければ真のもてなしとはいえないでしょう．

　そして，もてなしによってゲストに満足感や期待以上の喜びが深まれば，繰り返し訪れたくなります．「リピーター」の存在がそれです．リピーターが増えれば，口コミによる大きなPR効果が期待されるでしょう．

　「もてなし」は観光分野に限らず，すべての人と人との関係，およびそれを補完するすべての要素を含むものであり，あらゆる分野における人間の相互関係の基本的原則です．地域発展と豊かな人間関係を築くためにも，県民一人ひとりがしっかりともてなしの心をもって行動することが必要です．なぜなら，そこに住む人々がまちの魅力をつくるからです．

出典：「奈良・もてなしの心」奈良県のホームページ（http://www.qref.nana.jp/kenmin/motenasi/progna.thm/）より引用

ろう．奈良県のホームページに掲載している「おもてなしの心」は，医療や福祉の現場にも通じる内容である．

　入院あるいは施設入所ということを考えたとき，病院や施設はある一定の期間そこで滞在し生活を行うということから，ホテルや旅館というシステムと類似していることが多い．一般のホテルと異なることは，「医療や看護が必要」あるいは「介護が必要」ということである．望ましい病室環境としては，室温・湿度・照明・音・床面積・廊下の幅など細かな規定がある．また提供する医療サービスは，治療行為にかかわる事柄だけでなく，食事・排泄・清潔・衣生活・活動と運動・休息と睡眠もある．これは介護でもまったく同じである．

　医療サービスを提供する側は，前述したおもてなしの心をもって対応することが，今後より必要となってくる．愛知県内のある指定介護老人福祉施設や身体障害者施設では，入所者のことを「ゲスト」と呼んで，このようなおもてなしの心を職員に意識づけようと取り組んでいる．学生が実習へ行く場合も，実習事前訪問の際におもてなしの心の大切さや，「どうしてゲストなのか」ということを念入りに説明し，利用者とは決して呼ばせないなど徹底している．これは組織としての方針でもあるが，サービスを提供する側の意識としては，介護施設の方が患者満足度の大切さを認識していると考えられる．

　患者や家族からは選ばれる医療機関として運営方針を定めないと，たとえ大きな病院であってもいずれは淘汰される運命を辿るといっても過言ではない．

参考文献
安藤邑惠・小木曽加奈子編『ICF の視点に基づく高齢者ケアプロセス』学文社，2009 年
木津正昭『最新・医療事務入門 2006 年度版』医学通信社，2006 年
厚生労働省編『厚生労働白書　平成 19 年』ぎょうせい，2007 年
小木曽加奈子・伊藤智佳子『介護・医療サービス概論』一橋出版，2007 年
統計協会『国民衛生の動向 2008 年』2008 年
『医療に関する国民意識調査』健康保険組合連合会，2007 年
情報保護実務研究会編『個人情報保護ハンドブック』ぎょうせい，2004 年
情報公開実務研究会編『情報公開の実務』第一法規，1998 年
渋川智明『かしこい患者になろう』実業之日本社，2003 年
柿原浩明『入門医療経済学』日本評論社，2006 年

第2節

患者満足度の概要

1 患者満足度の背景

　患者満足度は，顧客満足度の1つである．医療サービスを対象とした場合に用いられるもので，患者や家族を顧客として捉え，その満足度を考えることである．近年における我が国の医療サービスのあり方として，「患者満足度の向上」は，病院運営上も重要な事柄として位置づけられており，欧米においては，1960年代から患者満足度の調査が実施されている．

　患者満足度の調査項目として，医師の手術成績，病院の待ち時間などがあるが，それぞれが独立しているというよりはさまざまな項目の関連性が考えられている．そのなかで，患者満足度は他の市場の顧客満足度と共通した部分と，異なる部分があると考えられる．下記の表2-2-1はそれをまとめたものである．

　一般の市場ではサービス（service）を利用する消費者の視点で，顧客満足度が測定される．医療は，産業統計上，サービス業として位置づけられている．医療サービスにおいても，患者満足度を指標として，患者の視点で医療サービス全体を評価し改善することが求められるが，医療であるがゆえに他のサービスと異なる点もある．

●表2-2-1　サービス

サービスの内容	サービスの本質	サービスの表層的部分
銀行や信用金庫	・安全性　・確実性 ・公平性　・普遍性	・清楚な雰囲気　・親切 ・丁寧　・迅速
JRや私鉄	・安全性　・適正料金 ・便利	・正確　・周辺への配慮 ・清潔（掃除）
病院	・安全性　・治療技術 ・療養生活	・職員の接遇　・Cleanな雰囲気 ・アメニティ
行政機関	・平等性　・普遍性	・利便　・迅速

1 ― 口コミによる患者満足度

　交通手段の進歩によって，人々の生活圏は確実に広がりをみせている．今までであれば近隣の医院や病院を利用していた人々も，自動車などを用いて病院を選択し医療サービスを利用しているケースが多くなっている．また，患者は病気の種類によって病院を選び利用している．その病院がよりよい医療サービスを提供してくれたと感じた場合は，リピーター（再度受診）になるだろうし，反対によくない医療サービスと感じたならば二度と受診をしないかもしれない．医療サービスが満足であったと感じた患者は，自分自身がリピーターになるとともに，俗にいう口コミでさまざまな人たちに病院を紹介するだろう．この口コミの力は個々の交友関係によっても異なるが，家族以外に友人・知人などへ伝わり，また友人・知人がさらに他の人たちへ情報を提供していくことで，新規患者の増大につながる．

　しかし，口コミでは，よい情報だけが流れるのではなく，悪い情報も流れる．口コミで流れる情報がすべて正確であるということではないが，いずれにせよ，患者満足度によって，「是非利用したい病院」「できれば利用を避けたい病院」と選別が行われる場合もあるということである．

2 ― 日本の医療サービスの捉え方

　公的な医療保険制度がないアメリカにおいて，医療サービスは，私的な医療保険や自費によって利用をするものである（しかし高齢者や障害者に対する救貧的要素がある公的医療扶助であるメディケアやメディケイドはある）．そのため，1960年代より患者満足度に対する調査がさかんとなり，その結果を医療施設の運営に生かす，という手法が行われるようになった．つまり，一般の人が医療サービスの質の善し悪しを選ぶ思考が強く，医療もサービス業の1つとして捉えられているのである．このようにアメリカにおいては，自分たちの医療サービスが選ばれるため，患者満足度が向上するように運営体制を整える必要が生じている．

　我が国においては，今までパターナリズムに支配され，患者や家族が医療サービスを選択するという意識は希薄であったが，近年さかんに用いられるようになってきた．これは介護保険法における「自己決定」の概念とも大きくかかわる．またもう1つは，新聞紙上を賑わしている「医療事故」であると考えられる．

2　自己決定の促進

1―介護保険の影響

　1997（平成9）年に策定され2000（平成12）年に施行された介護保険法は，今までの医療サービスをはじめ，社会福祉サービスのあり方を大きく変換した．介護保険法は利用者の選択により，保健・医療・福祉にわたる介護サービスを総合的に利用できる仕組みを導入した点において，画期的であった．

　介護保険がはじまる前は，「措置」によって，自分が利用するサービスがあらかじめ決められていた．介護保険が導入される前は，たとえば訪問介護を利用する場合は1週間に3回サービスを利用したくとも，思い通りの回数のサービスは受けられないこともあり，また事業所も選択できなかった．介護保険制度がはじまり，利用者がさまざまな条件を見比べて，サービスを決定することが法律上推進されたが，残念なことに，介護保険制度が導入されても，利用者は医療サービスや社会福祉サービスを選択するという意識が希薄である．また，さまざまなサービス内容を詳しく伝えなければならない介護支援専門員のモチベーションが低いことも要因として挙げられるであろう．しかし，2006（平成18）年より介護保険関連施設でのインターネット上の情報公開の義務化が導入され，今後はますますサービスを選ぶということへの意識が強まると考えられる．

2―個我モデルによって

　またもう一つの傾向として，奥田道大の示す「個我モデル」に該当する人々の増加がある．現在の高齢者の多くは戦前戦後を生きてきた人たちであり，パターナリズムの意識に支配されており医療サービスを選ぶという意識は非常に希薄である．しかし，世代は交代しつつあり，今後は戦後生まれの高度経済成長を生きてきた壮年期層が医療サービスの対象者となる．「個我モデル」は基本的には地域コミュニティを位置づける概念であるが，ここではどのような行動様式が多いタイプなのかに限局して述べる．

　「個我モデル」とは，さまざまな社会問題や医療問題に対して，問題解決行動も組織を形成することにも長けており，納税意識も強いためか，行政に対する不信感も強く，権利意識の高い人が多い．自発的に権利を求め，交渉能力が高い人たちである．

　またシビルミニマムとして，社会福祉サービスや医療サービスが提供されるべきだとする普遍化された権利意識をもっており，医療サービスも選びながら利用するという意識が高く，な

にか不備があった場合はクレームをつけたり，訴訟という形によって抗議したりするなど，行動的であるという特性がある．

> ＊シビルミニマム：地方自治体が都市社会など市民生活に対して，保障するべき政策基準をいう．ある程度文化的な生活を指す．国が保障すべき国民の最低生活水準を意味するナショナルミニマムに対比させられることが多い．

3 ― 医療サービス選択の方向性

　以上のような事由により，患者満足度を病院が十分に認識しながら病院運営を行わないと，患者の利用率が低下するということに直結することとなる．特に近年は，病院のランキングや医師のランキングにスポットをおいたテレビ番組などもあり，またそのたぐいの本の出版も多くなっている．多くの人たちは，さまざまなことを秤にかけながら診療先を選択しており，患者が医療サービスを選択する方向性は確実に定着しつつある．しかし，既存の本の多くは，医療サービスを多面的に捉えているわけでない．多くは医師を中心としたランキングである．我が国における各領域の専門医制度などの所在を示してランキングを行ったり，手術件数を明示してランキングを行ったりと方法はさまざまである．また癌治療の5年生存率を競うなど，どれも患者中心の医療サービスとは乖離がある．

　現在医療の分野は専門分野により分類され，日本専門医認定制度が取り入れられている．情報公開の時代の世相を反映して，専門医が所属している病院一覧表や専門医の氏名もインターネット上で検索できるようになっている．しかし，新聞紙上を賑わしている医療事故の多くはこのようなランキングの高い病院であることが多い．

3　患者側の課題

　医療機関においては，利用者である患者に，病院や医師に命を預けるという意識が強く，いわれるがままに従うという環境が当然のようにあり，なかなか病院や医師が自ら情報を公開する状況には至っていなかった．しかし，やはり「医療過誤」や「カルテ改ざん」などの不祥事が起こり，前述したような社会の動きもあり，遅れていた情報公開がしぶしぶされるようになった．ただしその内容については，医療機関ごとによりさまざまで，病院を選ぶ目安となる病気別の治療件数や，手術件数などの情報を公開している病院はわずかである．

　市町村単位の医師会などにより，病院の利便性を高める目的もあり，ホームページなどを利

用し，市町村の救急・休日診療情報やその診療科目，さらには緊急当番医に至るまで患者の立場に立った情報提供をしている地域もある．病気を疑うとき，急病が発生したとき，病院での待合時間など，患者（顧客）が欲しいと望んだときに，その情報を提供できるということが，患者の満足を満たす要因となる．患者の目的と公開手段を下記表 2-2-2 に紹介する．

●表 2-2-2　患者の要求と情報公開

患者の要求	
① 自分はどう診断されどんな治療を受けているのか ② この薬は何という名前で単価はいくらなのか ③ ここの病院（施設）のスタッフ体制は十分なのか ④ この薬は認可過程で問題はなかったのか	カルテ開示 レセプト開示 施設の情報公開 国の情報公開

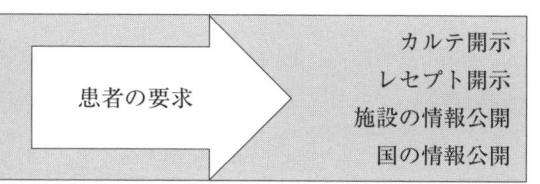

　患者側が積極的に病院を選び，医療サービスを利用するということが今後より充実していく意義は大きく，これは患者自身の課題でもある．患者満足度は疾患の治療や服薬へのコンプライアンスを高めることに役立っている．医療サービスに十分満足していれば，医療・福祉専門職からの指導やアドバイスを十分に日常生活へ役立てることができるであろう．また服薬も，医師が指示したように服用することへもつながる．患者満足度が高ければ，治療効果が最大限となるが，反対に患者満足度が低ければ，患者のコンプライアンスは低下し，治療効果が十分とはならない．

　薬物的に活性作用がない物質をプラシーボ（偽薬）といい，治験の場合などに薬効評価の対象となる薬として用いる．プラシーボを用いても治療上有効な効果を示すことをプラシーボ効果という．またプラシーボ効果として，患者の心理的な要因が薬物の効果に影響を及ぼし，治療効果が左右されるという現象が生じる．医師をはじめ医療・福祉専門職に対しての信頼があると，薬を使用することによって安心感が得られ，脳内モルヒネと呼ばれるオピオイド物質の分泌が促進されて，痛みの緩和などに作用することが一般的に知られている．

　この作用を利用した援助の方法は，広く臨床に利用されている．たとえば，癌の終末期は癌特有の痛みや全身倦怠感などが生じる．終末期の疼痛コントロールの良し悪しが，患者や家族のQOLの質に大きくかかってくる．同じレベルの疼痛刺激があったときに，人が感じる痛みは同様ではなく環境に左右されることが多い．疼痛を強く感じる状態を「疼痛の閾値が低い」といい，疼痛を弱く感じる状態を「疼痛の閾値が高い」という．痛みのコントロールには患者の精神的な安定や医療従事者への信頼関係が大きく左右する．医療従事者はできるだけ患者が痛みを感じにくくなるように疼痛の閾値を上昇させるようなかかわりが重要となる．

　以上のように，医療・福祉専門職がよりよい医療サービスを提供し，患者が満足感をもつことで，痛みをはじめとするさまざまな症状は好転する可能性が高くなる．患者自身も患者満足度が高い病院で医療サービスを利用した方がなにかと好都合であるということにつながる．

今後は医療サービスを主体的に，自己決定をして選ぶということが必要である．このためには患者や家族も医療サービスに対して学習を十分行うことが大切である．インターネットや本などで病院のランキング付けが出ていても，実際通える病院ではないことが多い．また医療サービスにおいては，専門的な事柄が多いため，情報を得ても十分に活用できないこともある．医療に関する患者や家族等の苦情や心配事の相談に専門に応じる機関として「医療安全支援センター」がある．公平・中立的な立場から諸問題に対して迅速にかつ的確に対応し，医療の安全と信頼を高める．医療機関が実施する医療サービスの質の向上を目指して，患者や家族への援助を行っており，都道府県，保健所設置市区および，2次医療圏内も含めて地域の身近な場所に設置されている．協議会の構成メンバーは医療従事者，弁護士，地域住民等である．下記表2-2-3にその運営方針を示す．

●表2-2-3　運営方針

① 中立的な立場を堅持し，患者・家族と医療機関の信頼関係の構築を支援する．
② 患者・家族等の相談者のプライバシーを保護する．
③ 地域ですでに活動している相談窓口と十分連携を図る．

　相談方法としては，面談の他，手紙，電話，メール，FAXなどがあり，今後は患者側が積極的に利用したい社会資源である．具体的な所在場所は財団法人日本医療機能評価機構ホームページ（http://jcqhc.or.jp/html/index.htm）にて紹介されている．

　また，このような専門的サービス活用も重要であるが，最も重要なことは，患者や家族が医療サービスを選ぶという習慣をつけることである．そのため，日々の医療や社会保障制度および社会福祉の動向に着目し，新聞やテレビの報道などで，広く情報を得る習慣をつけることが大切である．一般的なマスメディアだけでは，細かな内容までの情報を得ることは難しいが，大枠の内容を知ることはできる．このような日々の姿勢をもち，社会とかかわることが，「自分の命を守る」という視点からも，より重要となると考えられる．
　これから医療を取り巻く環境はより複雑化していくことが想定できる．よりよい医療サービスを選択する責任は利用者側である患者や家族にもあるといえるだろう．

4　医療従事者側の課題

　患者満足度を的確に測定し，また，必要により改善するシステムを創ることは，今後の医療機関にとっては必須である．医療を受ける患者や家族を医療サービスの受け手であると認識し

て，どのようなことを医療選択の基準としているのか，患者や家族は医療機関に何を求めているのかということを知ることや，よりよい医療サービスを提供するためには，何をどのように測定するのか，どのような事柄が重要なのか整理する必要がある．

1960年代のアメリカの経済学者ドナベディアン（Donabedian）は，医療の質の評価の重要性は，構造，過程，結果の3要素によって評価されると考えた．この概念は，現在における医療サービスの評価にも応用できる．

3要素は以下のように下位区分ができる．

① 構造（Structure）

構造は，医療サービスが提供される条件や環境であり，これをさらに3領域に分けることができる．
① 物的資源である病院の施設や設備など
② 人的資源である医師，看護師，臨床検査技師，放射線技師，薬剤師，理学療法士などの専門職をはじめとするスタッフの数など
③ 組織，教育体制，管理機能など

② 過程（Process）

過程は，医療サービス提供者によって行われる医療活動であり，具体的には検査，診断，治療，リハビリテーション，患者指導などである．医療・福祉専門職と患者本人の共同作業である．

③ 結果（Outcome）

実施された医療サービスによって生じる事柄である．たとえば，放射線治療を実施することによって，卵巣腫瘍が縮小したなどである．しかし，この結果はいつも望ましいものになるとは限らない．場合によっては望ましくない結果を招くこともある．

これらの3要素を十分評価し，不十分であれば改善することが求められている．

5 医療におけるアウトカム

医療の質の評価指標の開発は，医療サービスの透明性や説明責任の確実性にもつながり，極めて重要であり，我が国においては，全日本病院協会によって，米国メリーランド病院協会が開発したアウトカム評価事業（メリーランド州病院協会 CPS：Center for Performance Sciences が実

施している臨床指標を用いて医療サービスの質を測定する国際的な質向上 IQIP：International Quality Indicator Project である．2007年には世界9カ国約2,000病院が参加している）が導入されつつある．また，前述した3要素は医療サービスの領域の「医療の質」ということに対して，診療アウトカム評価として利用されている．しかしながら，この「医療の質」は医療サービス全体を評価できるものではなく，医療サービスのほんの一部分だけを評価するものに過ぎないが，少しでも医療サービスを客観的に把握することが望まれる．臨床で用いる条件として以下の5つが挙げられる．

●表2-2-4　評価指標の条件

① 妥当性（測定したい事象を測定するための妥当性が求められる）
② 入手の容易性（経済的や物理的にその指標が入手できるか）
③ 感度（測定したい状況の変化をデータの変化として反映できるか）
④ 少サンプルへの対応（症例数が限定されている場合では結果の安定性が得られるか）
⑤ 結果の経過（時間軸の結果や死亡指数，感染症発症など，着目点による得られる結果の違い）

　東京都病院協会と全日本病院協会は，医療の質の向上促進のために，「診療アウトカム評価事業」を活用するよう呼びかけている．25疾患について各病院が全入院患者の退院時情報を提出，疾患別・臨床指標ごとに集計し，医療の質の測定に役立てるというものである．「診療アウトカム評価事業」を多くの医療機関が分析し，その結果を共有することで医療サービスの質の向上につながる．そのため，自院のデータと質の高い病院や全体の統計値を比べながら，あるいは，自院の時系列的変化を分析しながら，医療サービスの質の向上を図ることが望ましい．

●表2-2-5　「診療アウトカム評価事業」の調査項目　主要25疾患

1	胃の悪性新生物	8	脳梗塞	15	急性虫垂炎	22	腎結石および尿管結石
2	結腸の悪性新生物	9	脳出血	16	胆石症	23	乳房の悪性新生物
3	直腸の悪性新生物	10	糖尿病	17	前立腺肥大症	24	膝関節症
4	気管支および肺の悪性新生物	11	大腿骨頸部骨折	18	白内障	25	そけいヘルニア
5	急性心筋梗塞	12	胃潰瘍	19	痔核		
6	肺炎	13	急性腸炎	20	子宮筋腫		
7	喘息	14	分娩	21	狭心症		

○分析項目

主要25疾患についての分析	病院全体についての分析
平均在院日数	入院後発症感染症
死亡率	抑制率
予定しない再入院率	転倒・転落率

出典：全日本病院協会ホームページより引用

　多くの医療機関が「診療アウトカム評価事業」を行うことによって，以下の効果が期待できる．

●表 2-2-6 「診療アウトカム評価事業」の期待される効果

① 一定以上の医療サービスが実施されたことを，事後の検証にて明らかにできる．
② 医療効果が低かった場合に，医療サービスの体制を改善する必要があったのか，患者自身の病状の重症度が影響していたのか，などさまざまな側面から統計的な分析を行うことができる．
③ 医療効果に影響を与える要因をプロセスレベル（診療過程）で明らかにでき，医療サービスの質の管理や向上に役立てることができる．

参考文献
前田泉・徳田茂二『患者満足度』日本評論社，2003 年
福祉士養成講座編集委員会編『社会福祉士養成講座老人福祉論』中央法規出版，2006 年
奥田道大『都市コミュニティの理論』東京大学出版会，1983 年
福祉士養成講座編集委員会編『社会福祉士養成講座地域福祉論』中央法規出版，2006 年
工藤高『楽しく分かる医療経営（雑）学』医療タイムズ社，2004 年
阿部好文『医療安全キーワード 50』診断と治療社，2005 年
全日本病院協会『全日病ニュースダイジェスト（5 月 1 日号）』2004 年
全日本病院協会『病院のあり方に関する報告書』2007 年

● 第 3 節

患者満足度の向上のために

1　医療の社会的役割

　医療サービスの利用においては，患者と医療関係者は対等な立場であるという前提は観念的な概念としては機能しているが，実際はさまざまな障壁があり，医療の現場では医療専門職が専門的な立場で指導的な役割を果たすことも多いのが実状である．また，これは医療専門職に対してだけではなく，福祉専門職に対しても同様である．医療・福祉専門職から十分なインフォームド・コンセントがなされても，その具体的なサービス内容を患者や家族が十分熟知することは難しい．しかし，今後は医療サービスを選ぶ患者側（家族も含む）の姿勢も重要である．

　たとえば，日常生活では何かを選ぶときは，それが高額であったり，自分の生活の質に関わる内容であれば，より十分な下調べをしてどれが適切かを判断して購入している．たとえば家を買うときや生命保険に加入するときに，まったく売り手のいいなりになることは少なく，多くはローンの返済方法や支払いの仕方，またその商品の品質をさまざまな方法で確認し，決定するのではないか．このような日常生活でのいろいろな選択肢からさまざまな価値基準を用いて判断することは，医療サービスに対しても同様に，利用する側が自己責任で選択することと通じなければならない．

　今後，患者がよりよい医療サービスを求めるのであれば，患者自身も消費者として医療に対する知識や心構えが必要となる．診察や治療は，医師をはじめとする医療・福祉専門職が中心となるのではない．患者と医師をはじめとする医療・福祉専門職の共同作業である．医療・福祉専門職に全面的に依存するのでは，よりよい医療サービスの利用とはほど遠い．患者は医療を行うチームメンバーの中心となる核であり，たとえば患者が医師の診察を信頼していても，患者自身が詳細に現在の状態を医師へ伝えなければ，最新の医療機器を使用しても検査だけではわからないこともある．治療がよりよい結果に結びつくためにも，患者自身もその役割を担っていることを自覚する必要があるのだ．

　以上のように，患者および家族と医療・福祉専門職が，十分な討論を重ねながら，治療方針や療養上の意思決定を行うことが重要である．このような関係をインフォームド・コンセント

プロセスモデルと呼ぶこともある.

NPO法人ささえあい医療人権センターCOMLが厚生労働省などと協力して発表した「新・医師にかかる10箇条」(表2-3-1)においても,患者が主体的に治療に関わることの大切さが示されている.

●表2-3-1 新・医者にかかる10箇条

新・医者にかかる10箇条 あなたが"いのちの主人公・からだの責任者"
① 伝えたいことはメモして準備
② 対話の始まりはあいさつから
③ よりよい関係づくりはあなたにも責任が
④ 自覚症状と病歴はあなたの伝える大切な情報
⑤ これからの見通しを聞きましょう
⑥ その後の変化も伝える努力を
⑦ 大事なことはメモをとって確認
⑧ 納得できないときは何度でも質問を
⑨ 医療にも不確実なことや限界がある
⑩ 治療方針を決めるのはあなたです

出典:特定非営利活動法人ささえあい医療人権センターCOMLホームページより引用

また,顧客満足度という側面から医療を考えると,アメリカのケネディ政権当時に提唱された「消費者の権利」がそのまま医療サービスの分野にも活用されていることがわかる.医療サービスにおいては患者や家族は消費者であり,患者や家族の権利を満たすことが重要である.この権利宣言には,以下のように消費者の4つの権利が示されている.

●表2-3-2 消費者の権利宣言

安全である権利	(医療が安全に提供されること)
知らされる権利	(病状や治療方法について知ること)
選択できる権利	(治療や療養の場を選択できること)
意見を反映させる権利	(自分の意見を治療や生活に反映させること)

医療サービスも他のサービスと原則は同じであるが,安全であることが非常に重要となる.安全な医療サービスを利用することは患者や家族によって最も基本的な事柄であるといっても

過言ではない．病気を治すために入院して手術を受けたのに，医療事故によって命を失うということはあってはならないことである．

2 ブラッドショウ, J. のニーズの概念

医療においては，入院中や治療している時だけが医療サービスの対象ではない．患者がより安心して退院後の生活を送ることができ，通院が経済的にも肉体的にも負担にならないように十分なアセスメントを実施する必要がある．患者や家族の生活から十分アセスメントをし，今の状況よりもより質の高い社会生活を送るために必要なニーズを検討することが重要となる．ブラッドショウ（Jonathan Bradshaw）によると，ニーズの概念は4つに分けることができる．

1―ノーマティブ・ニード（normative need）

患者や家族がニーズを感じていない場合でも，医療・福祉専門職や社会側が認めるある一定の水準に対して，何らかの乖離があるためニーズとして認められる状態を，ノーマティブ・ニード（normative need）という．認知症の場合は，認知力低下のために高率にノーマティブ・ニードの状態となる．また，乳幼児期の子どもや知的障害や精神障害がある場合も同様である．

具体的な例としては，認知症であると，現在の状況を的確に判断することができなくなり，たとえば「入浴をする」という行為に対しても，その必要性を全く感じることができない場合もある．入浴を勧めても拒否することも多く，皮膚の汚れから体臭が高度となる場合もある．ノーマティブ・ニードの状態では，本人自身はニーズを感じていないため，援助する側が十分観察をして，的確なアセスメントを行い，具体的な医療サービスへ結びつけることが必要となる．

認知力の不十分さだけがノーマティブ・ニードを招くのではない．脳血管障害の後遺症のために，座位の保持ができず著しく機能低下を生じても在宅への生活に困難を感じないこともある．在宅生活の移行に際し，患者もその家族も在宅での生活をイメージすることは難しく，「自宅に帰ったらなんとかなる」と考え，社会資源の活用を感じないことも多い．医療・福祉専門職は退院後の生活を視野に入れて日々接することが必要である．

2―フェルト・ニード（felt need）

患者や家族が感じているニーズをフェルト・ニードという．ウォント・ニード（want need）

と同様な意味である．この場合は患者や家族が困難を体感しているが，それを他者に伝えたり具体的な方法を見いだせずにいる状態である．医療の多くの場合における患者のニードはこのフェルト・ニードである．

たとえば脳血管障害後遺症の患者で考えてみよう．座位の保持ができず著しく機能低下を生じており，在宅での不安を感じている患者や家族だが，医療・福祉専門職に相談できない．入院中は特殊浴槽で入浴しているが，退院後はどうすればいいのだろう．自宅にはそんな器械はないし，刻々と退院の日が近づいているが，医療・福祉専門職はいつも忙しそうに働いているように思え，声をかけることができない．家族は以前造影CT検査の時に絶食を忘れ，患者に差し入れをしてしまった．患者も絶食を十分認識しておらずつい食べてしまったことがある．そのため，臨床検査技師に叱られた苦い思い出があり，よけいに近寄りがたいように思っている．このような場合，医療・福祉専門職は，患者や家族が感じているフェルト・ニードを表出できるように支援する必要がある．患者や家族が感じていることを，率直に医療・福祉専門職に伝えてもらうには，ラポール（信頼関係）の樹立が必要となる．常日頃，患者や家族に対するコミュニケーションを工夫することが必要である．

3―エクスプレスド・ニード（expressed need）

患者や家族によって，フェルト・ニードが表現されたものをエクスプレスド・ニードという．ディマンド（demand：人が物や事を権利として要求する，あるいは請求すること）と同様な意味である．つまり，患者や家族が自分たちの欲求するものを認識し，それを言葉などを通じて医療・福祉専門職に伝えることができる状態である．

たとえば脳血管障害後遺症の患者で考えてみよう．座位の保持ができず著しく機能低下を生じており，患者や家族は在宅での不安を感じている．日々のさまざまな介護も主介護者が高齢であるため難しいので，具体的に訪問介護を利用したい，また座位の保持が難しいため，自宅での入浴が困難と予測できるので，訪問入浴介護を利用したいと考えている．

このように何が困難であるか，困難に対して具体的に何を手伝って欲しいのか，そしてどのようなサービスを利用したいのかを自己決定できるのが，エクスプレスド・ニードである．多くの患者や家族はフェルト・ニードは感じることはできる．しかし，次の理想的な段階であるエクスプレスド・ニードとするためには，既存の社会資源を熟知することが必要であり，患者や家族の身近な医療・福祉専門職がジェネラリストであることが望まれる．どの医療・福祉専門職に声をかけても介護保険に関すること，老人福祉法に関すること，児童福祉法に関することなど，どのような社会資源がどのように利用できるか程度の知識は必要である．

医療・福祉専門職には，患者や家族が現在の状況を正しく把握し，必要なサービスを自ら選

択できるように自己決定をサポートすることが求められる．ちなみに，この自己決定の概念は2000（平成12）年4月に施行された介護保険により大きな転機を迎えており，すべての患者や家族がエクスプレスド・ニードとなるように医療サービスを提供することが求められる．具体的な，医療・福祉専門職の役割などについては，後述する．

4―コンパラティブ・ニード（comparative need）

同じような状況にある他の方と比べて，同様なサービスのニーズを有していると判断できる状態をコンパラティブ・ニードという．

たとえば脳血管障害後遺症の患者で考えてみよう．同じ病状であっても同じ経過を辿るとは限らない．脳血管障害においては適切なリハビリテーションがその後の「活動と参加」を大きく左右する．循環動態が安定し，急性期を脱することができれば，リハビリテーションを実施することによって，病状改善が期待できる．

このような事柄は医療・福祉専門職であれば簡単に判断できることであるが，患者や家族は必ずしも現在の状況やその後の経過，治療方法を熟知している訳ではないので，リハビリテーションを行うかどうか，そのタイミングなどを判断することが難しい．医療・福祉専門職は患者や家族の状況を十分把握し，必要な医療サービスは何なのか，また活用できる社会資源は何があるのかをアセスメントすることが重要である．

自己決定には自己責任という言葉が対になるが，今後は患者自身が自らの病状や生活上の困難を自覚し（felt need），その解決のために必要な医療サービスや社会資源の活用を求める（expressed need）ように，医療・福祉専門職はさまざまな機会を利用して働きかけることが重要である．

3　アセスメント

近年の医療法改正により，同じ医療サービスを提供しても，長期入院は短期入院のケースより医療点数が下がるという仕組みができあがり，今までであれば入院しながら社会復帰のためのリハビリテーションを実施していたと想定できる患者に対しても病院側は経営的側面から退院を選択せざるを得ず，そうした人たちが地域で暮らすことが多くなっている．在宅で暮らしながら，既存やまた創設した社会資源を活用しながら，患者がQOLの高い日常生活を送れるように援助する役割が医療・福祉従事者にはある．そのため，今までの支援の枠組みをさらに

一回り大きく考えることが重要である．患者を家族の一員としてまた地域の一員として捉えることにより，病院という治療の場だけでなく，社会生活においてどのような支援体制が必要なのかをアセスメントすることができる．

1―アセスメントの機能

アセスメントの機能は「情報収集とその分析」と考えることができる．医療・福祉専門職はさまざまな職種があり，その職種の特殊性によってアセスメントの解釈が若干異なる．ここでは，医療専門職と福祉専門職におけるアセスメントに対する幾つかのポイントを述べる．

（1）医療専門職のアセスメント

医療においては，生命に直結する治療や手術などを行うことが多い．現在，学問的な意味づけをもった医療のあり方として，さまざまな研究結果などを臨床の医療サービスに生かすことが求められている．科学的な根拠に裏づけされた医療を提供することが重要となる．エビデンス・ベースド・メディスン（Evidence based medicine：科学的な根拠に基づいた医療）は，医療の現場で医療の質を均一に保つために役立っており，周知されつつある．アセスメントの視点としては，疾病や傷病に焦点を当て，よりよい治療やリハビリテーションが強くなる．

2001年，世界保健機構（WHO）は，すべての健康レベルの人を捉えるさまざまな職種の共通用語として，「国際生活機能分類（International Classification of Functioning, Disability and Health）（以下 ICF）」を提唱した．ICF 分類の目的は「健康状況と健康関連状況を記述するための，統一的で標準的な言語と概念的枠組みを提供することである」．ICF は職域を越えた共通用語であり，医療専門職は，**心身機能**（body function）と**身体構造**（body structures）の領域の情報収集を十分に行い，的確なアセスメントを担うことが求められる．

ただし，多くの疾病は完全治癒が難しく，長期にわたり治療を要するため，従来は治療に重きが置かれていたが，現在は生活の質を維持しながら療養生活を送ることができるようサポートすることが求められる．

（2）福祉専門職のアセスメント

エビデンス・ベースド・メディスンの流れは福祉専門職にも求められるようになった．そのため福祉の分野にも Evidence に基づく援助が求められる．福祉専門職は患者や家族の生活という視点をもち，援助を展開する必要がある．福祉専門職は，ICF の**活動**（activity）と**参加**（restrictions）の領域の情報収集を十分に行い，その人らしく生活が送れるようサポートすることが求められる．

障害によって生じている現在の生活課題を，社会的な側面から明確化し，障害によって引き起こされる活動制限や参加制約を軽減し，一人ひとりに一番適した援助方法を選択することが求められる．

2―環境を視野に入れたアセスメント

病院に入院しているときも，施設入所をしているときも患者は家族の一員であり，地域社会の一員である．そのため，アセスメントにおいては，治療を中心として捉えるのではなく，さまざまな環境のなかで捉える必要がある．

その手法の1つとして，ジャーメイン（C.B. Germain）とギターマン（A. Gitterman）が発展させたエコロジカル・システム・モデルがある．エコロジカルは，自然環境や人間環境を統合した生態系を意味する．人は常に家族，親戚，友人，同級生，職場の同僚，近隣の人々などの人間環境と，教育システム，経済状態，社会的慣習などを含む社会環境のなかで生活を営んでいる．健康であっても，また健康障害をもった場合でもこのようなシステムはあり，またその人自身が廻りの環境に影響を与える存在でもある．だれと人間関係をもち，どの社会的機関を利用し，どの地域社会に住み，どのような社会活動・運動に参加するかは個々人によって異なり多種多様であるが，人は環境と相互に影響しあっているということはすべての場合に対して通ずることである．しかし，医療・福祉専門職として見落としがちなのは「パーソン・イン・ソサイティ（Person-in-Society）」と「パーソン・イン・リレーション（Person-in-Relation）」である．患者本人は社会の一員であると同時に，その人にとっての社会的役割を担っているということを忘れてはならない．

エコロジカル・システム・モデルは，家族や友人などといったそれぞれの1つの単位をシステムとして捉え，そのシステムを拠点として枠組みを考えることである．たとえば，患者のエコロジカル・システム・モデルを考えるときは家族システム，教育システム，社会サービスシステム，宗教システム，政治システム，ボランティアシステムなどが想定できる．それぞれのシステムには下位のシステムが存在する．たとえば家族システムを例にとると，家族のなかには夫婦のサブシステム，兄弟のサブシステム，男性のサブシステム，女性のサブシステムなどが存在する．患者のもつ課題によって，どのサブシステムに働きかけると良いのかが若干異なるが，一般には家族システムの最もコア（核）となるのは，夫婦のサブシステムといわれている．コアとなるサブシステムに着目して，援助を考える必要がある．

また，地域社会の視点においては，医療という枠組みを越えて，広い視野に立ち，患者が地域社会の一員として生活を営む上でどのような不便が生じるのかを十分に予測して，必要な調整を行うことが求められる．

一方，医学的なアプローチが必要な事例に対しては，人間環境のダイヤグラムをベースとして，それぞれの役割やつながりをシステム化し枠組みを考え，必要な医療サービスを構築する．

　たとえば，日々の生活に車椅子利用が必要な患児が就学する場合は，その児が高学年であっても常時使用する教室は1階にしなければならないし，遠足や運動会などへの配慮なども必要である．このようなことについて，医療・福祉専門職は先見の目をもち，患者やその家族への適切なアドバイスと社会資源の活用の紹介を入院中から行う必要性が高いといえる．医療・福祉専門職は，患者の現在の状況と起こりうる困難を的確にアセスメントし，患者自身の潜在能力を高め，成長や自立を促す環境を作り出し，医療サービスや社会サービスなどが患者のニーズに適合するよう働きかけることが重要となり，そのアセスメントには患者や利用者自身が参加することが必要である．

3 ─アセスメントにおける当事者参加

　インフォームド・コンセントに基づく自己決定は，医療のさまざまな分野でも必要となっている．患者自身が問題を認識し，それに対する医療サービスを自ら選択することはとても重要である．認知症がある場合でも最大限コミュニケーションを工夫して，本人の希望を汲み上げるよう心がける．

　現在認知症の方のアセスメント方式として，「認知症センター方式アセスメント」があり，

＊成年後見制度
　2000（平成12）年4月1日から実施されている介護保険制度は契約制度であるため，自己決定が難しい患者のために，1999（平成11）年に民法が改正され，2000（平成12）年4月から成年後見制度が実施されている．「自己決定の尊重」「残存能力の活用」「ノーマライゼーション」の新しい概念に基づき，個々の多様な判断力能力や保護の必要性の度合いによって，自己決定をサポートする仕組みである．
　成年後見制度は法定後見制度と任意後見制度に分けることができる．法定後見制度として，「補助」，「保佐」，「成年後見」の3種類に分けられる．認知症，知的障害，精神障害などにより事由を弁識する能力が不十分な場合に，その程度によって，「補助」，「保佐」，「成年後見」のいずれかを利用する制度である．
　任意後見制度は，本人が，事前に任意後見人の人選，任意後見人に与える代理権を決定しておく制度である．任意後見人の代理権の範囲も，任意後見契約によって定められる．

＊日常生活自立支援事業（旧地域権利擁護事業）
　日常生活自立支援事業は成年後見制度の補完的な役割をもつ制度である．成年後見制度と同年に開始された．市町村の社会福祉協議会が，認知症，知的障害，精神障害等により日常生活のさまざまな意志決定に困難を生じる場合に，日常的な金銭管理や福祉サービス利用手続きの代行などを手助けする制度である．

5つの視点が挙げられている．
　① その人らしいあり方
　② その人の安心・快
　③ 暮らしのなかでの心身の力の発揮
　④ その人にとっての安全・健やかさ
　⑤ なじみの暮らしの継続（環境・関係・生活）

　また，情報を得ることが難しく，自己決定が困難な認知症の方や知的障害がある方は「成年後見制度」や「日常生活自立支援事業（旧地域福祉権利擁護事業）」を利用することができる．さまざまな方法を用いて，できるだけ患者・本人の意志を尊重することが大切である．

4 ― 専門職の役割

　患者や家族が病院を利用する場合は，診療をはじめさまざまな事柄に対して意見を言ったり，質問をするなどに困難を感じることが多い．また，一見インフォームド・コンセントを実施したようにみえても，患者や家族はその内容が熟知できないまま選択肢を選び，実際は十分なインフォームド・コンセントとなっていないこともある．このようなことが改善できるように，医療・福祉専門職は医学に関する事柄また社会資源の活用の仕方など，十分に熟知するよう努力し，いつでも患者のサポート役であることを認識しておく必要がある．

　医療・福祉専門職（多くは看護師）が，患者や家族に替わり医師などに代弁するアドボカシー（advocacy）がある．この言葉は分野によって幾分解釈が異なるが，一般的には「唱道，権利擁護，代弁活動」と訳される．病院によっては，アドボカシー・ルーム（advocacy room）を設けていることもある．アドボカシー・ルームのスタッフは患者の状態を総括的にアセスメントし，現在の問題点を改善する能力が求められ，コミュニケーション能力に秀でた，医療を熟知しているベテラン看護師が担当する場合が多い．具体的な役割は，苦情などの相談（医療・福祉専門職に対する苦情から他の患者に関することまで）患者満足度の視点における病院内巡回，患者満足度分析，医療スタッフの相談，患者満足度向上およびサービス改善に対する企画などが想定される．すべての医療・福祉専門職が「患者中心の医療」の実現に向けて十分なアセスメント能力をもつことが重要である．

参考文献
宮本恒彦『実践インフォームド・コンセント』永井書店，2003年
『患者から医師への質問内容・方法に関する研究』研究班　平成9年度「老人保健健康相談等事業」1997年
土屋八千代・宮岡久子ら『看護事故を予防する』医歯薬出版，2003年
障害者福祉研究会編『ICF 国際生活機能分類―国際障害分類改訂版―』中央法規出版，2003年

日本社会福祉士会編『新社会福祉援助の共通基盤　上』中央法規，2004年
安藤邑惠・小木曽加奈子編『ICFの視点に基づく高齢者ケアプロセス』学文社，2009年
木津正昭『最新・医療事務入門2006年度版』医学通信社，2006年
厚生労働省編『厚生労働白書　平成20年』ぎょうせい，2008年
小木曽加奈子・伊藤智佳子『介護・医療サービス概論』一橋出版，2007年
統計協会『国民衛生の動向2008年』2008年
『医療に関する国民意識調査』健康保険組合連合会，2007年
全日本病院協会　病院のあり方委員会編『病院のあり方に関する報告書』2007年
平山尚編『社会福祉実践の新潮流』ミネルヴァ書房，2002年
認知症介護研究・研修東京センター『認知症の人のためのケアマネジメント』認知症介護研究・研修東京センター発行，2005年
小澤利男・江藤文夫・高橋龍太郎『高齢者の生活機能評価ガイド』医歯薬出版，2002年
福祉士養成講座編集委員会編『社会福祉士養成講座老人福祉論』2008年
福祉士養成講座編集委員会編『社会福祉士養成講座地域福祉論福祉論』2008年

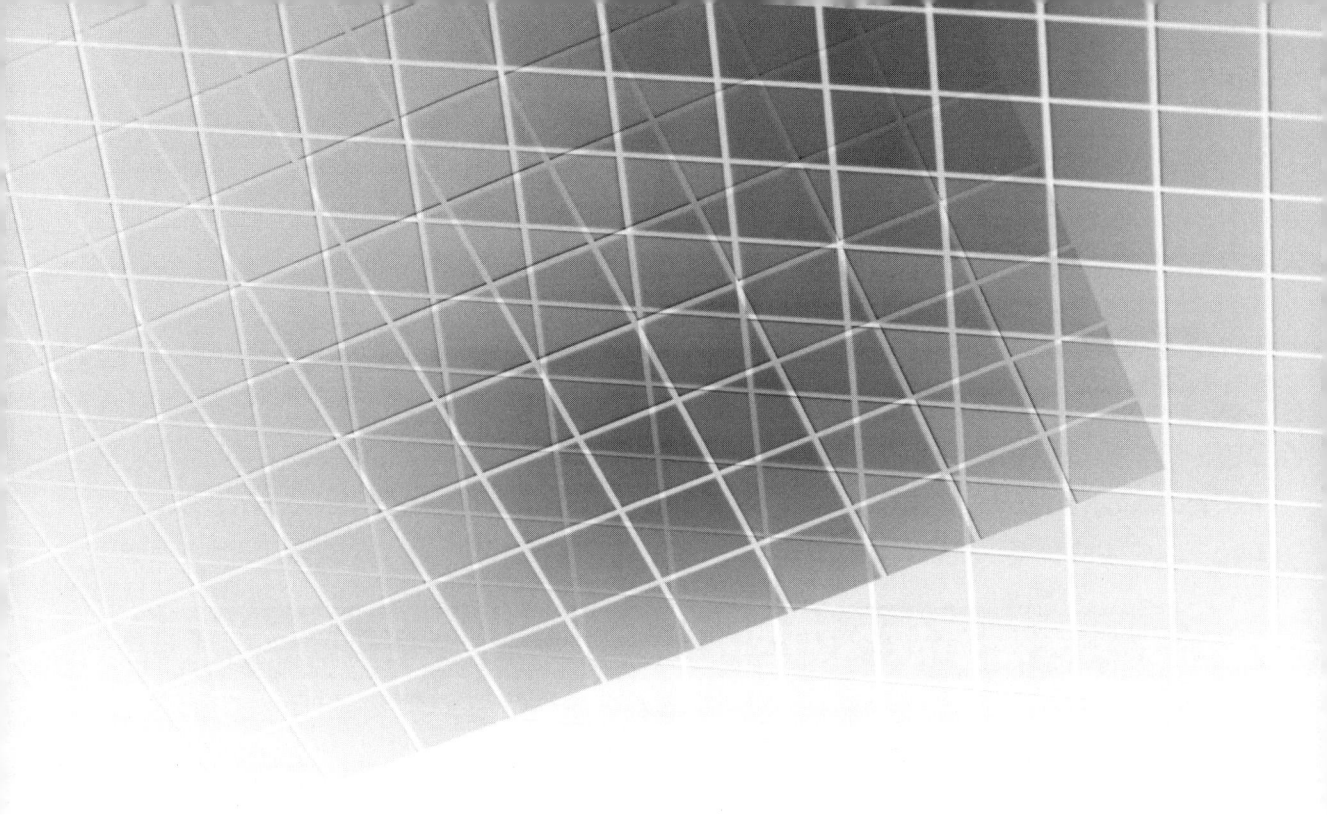

リスクマネジメントの概要

- ●第1節　安全な医療を求める背景
- ●第2節　事故発生のメカニズム

3章

● 第 1 節

安全な医療を求める背景

1　医療事故への関心

　1999（平成11）年に起きた横浜市立大学医学部付属病院での患者取り間違え事故を契機に，医療事故への関心が非常に高まっている．この事故には5つの視点がある．

●表 3-1-1　医療事故に関心が高まった視点

① 患者を取り間違えて手術をするという重大なミス
② 医療従事者と患者との希薄な関係を象徴する医療事故
③ 数多くの医師や看護職などが手術にかかわっていながら，誰一人として手術途中で患者誤認と断定できなかった
④ 高度医療を実践する大学病院において発生した
⑤ 患者の医療に対する信頼があってはじめて実施される手術に関連した事故（手術を実施するためには原則患者本人と保証人の同意書が必要）

　この事故以後も，抗癌剤の過剰投与事故，心臓手術事故，内視鏡による前立腺切除術事故などがマスメディアに大きく報道されるなど，医療事故は社会問題化している．
　医療事故とは，医療にかかわる場所で，医療の全過程において発生する人身事故の一切が含まれる．医療事故には患者が被害者になる事故だけではなく，医療・福祉専門職が被害者である場合も含まれる（たとえば誤針事故など）．また，「過失のある医療事故」だけでなく患者が病院の廊下で転倒した場合のように，医療行為そのものとは直接的に関係がないもの（「過失のない医療事故」）も含まれる．医療事故すべてに医療・福祉専門職の過失があるわけでないが，医療サービスにおいては安全がより重要となる．

＊誤針事故：リキャップをするときなど（リキャップ以外のケースも）に，誤って注射針を自分自身の手などに刺してしまうこと．

2　医療安全の確保の必要性

　医療サービスは，単に顧客満足度が高まればよいというものではない．「安全であること」がまず大前提にある．厚生労働省は，医療安全の確保を医療政策における最も重要な課題の1つと位置づけ，医療事故を未然に防ぐ医療安全を確保するための取り組みを定め実施している．
　現在の医療安全対策の基本的な方向性としては下記の3つがある．
　① 医療の安全と信頼を高める
　② 医療安全対策を医療システム全体として捉える
　③ 医療安全対策のための環境を整備する
　である．
　2003（平成15）年12月には，次のような「厚生労働大臣医療事故対策アピール」(http://www.mhlw.go.jp/topics/bukyoku/isei/i-anzen/1/torikumi/naiyou/daijin/appeal.html) が出された．
「人」を軸とした施策として……
　医師などの資質向上，刑事事件とならなかった医療過誤などにかかわる医師法上の処分及び刑事上，民事上の理由を問わず処分された医師，歯科医師の再教育，医療機関における安全・衛生管理の徹底（産業医制度の活用）．
「施設」を軸とした施策として……
　事故報告の収集・分析・提供システムの構築など，ハイリスク施設・部署の安全ガイドライン導入，手術室における透明性の向上，小児救急システムの充実，周産期医療施設のオープン病院化，病院設計における安全思想の導入．
「もの（医療品・医療機器・情報等）」などを軸とした施策として……
　治療法選択に係るEBM (Evidence Based Medicine＝根拠に基づいた医療) の確立およびガイドラインの作成支援，薬剤などの使用に際する安全管理の徹底，ITの導入・活用，輸血の管理強化，新しい技術を用いた医療安全の推進．

3　医療・福祉専門職のあるべき姿

　医療は，「安全である」ことが最も重要であるが，「安全である」だけでは不十分である．なぜなら，医療サービスを患者中心に考え提供することが，医療への安全の確保にもつながるからである．患者や家族とのラポールの形成を促進させるためにも，医療従事者のあるべき姿を考える必要がある．
　2004（平成14）年1～3月に実施された84の病院の報告に基づく医療安全対策ネットワーク

設備事業（ヒヤリ・ハット事例収集等事業）での，第11回集計結果における医療現場でのヒヤリ・ハット事例の発生要因別分類によると，医療事故の要因としては確認の不備が30.5％と最も多い数値であり，その内訳は，観察の不備が12.3％，判断の不備が8.2％，知識の不備が2.5％などであった．

　また，遺伝子治療の発達などによって医療技術は非常に高度となり，多くの疾患はコントロールが可能となることが予測されている．しかし，そのような進歩と裏腹に，医療技術を行うのは人間であり，統計結果からもヒューマンエラーにかかわる医療事故が多いことがうかがえる．ヒューマンエラーは医療事故の約7割である．このヒューマンエラーを少しでも少なくするために，さまざまな方策が具現化されている．

　2002（平成14）年厚生労働省大臣官房統計情報部「生活と健康リスクに関する意識調査」によると，患者が医療・福祉専門職に対して不安を感じるのは，「医療従事者と十分なコミュニケーションがとれないとき」が60.1％（複数回答）と最も多い．つまり，患者や家族と円滑なコミュニケーションが図れていれば，患者や家族の医療への不安は軽減することを意味する．十分なコミュニケーションはラポールを形成し，患者や家族は医療・福祉専門職に多くのことを相談できる環境となり，ヒューマンエラーは減少すると考えられる．

　医療に対する意識の歴史的変革を学び，現代に求められる医療サービスを多方面から考え，よりよい医療サービスの実践を学んで欲しい．

4　安全であることを守る専門職としてのあり方

1─医療専門職としての役割

　1948（昭和23）年に制定された医療法は，幾たびもの改正を経て，2006（平成18）年度の第5次医療法改正においては，① 医療に対する情報提供を促進する，② 医療計画制度を見直し，医療機能の分化・連携を推進する，③ 地域における医師確保の推進を図る，④ 医療法人制度改革，⑤ 医療従事者の資質の向上，⑥ 医療安全の確保など，"医療法人制度の見直し"に大きな焦点が当てられている．このような社会状況のなか，医療経営が公営主体から民間主体へスライドし，その経営の透明さが求められるようになっている．医療にまつわる大きな改正が重なり，経済的な側面からも医療機関における管理体制は非常に厳しくなっている．

　しかし，医療法人は非営利性でなければならず，医療法第54条では「医療法人は，余剰金を配当してはならない」と定められている．また多くの医療法人は，患者満足度を高めること

ができるようなさまざまな創意工夫が求められている．これからの医療サービスは施設運営管理も視野に入れつつ，患者満足度を高め，顧客の確保にも力を注がなければならない時代となった．近年の医療事故や医療過誤を背景に医療が安全であることが求められており，顧客の確保のためにも医療安全体制の整備が求められる．

また，完全治癒する患者ばかりでなく，在宅療養が必要な場合も多く，退院後の生活の支援も重要である．入院期間の短縮に伴い地域での支援体制の強化を図り，在宅療養をサポートする体制も急務である．

2―福祉専門職としての役割

疾病構造の変化により，長期にわたり医療サービスが必要な患者が増加している．疾病や傷病により何らかの障害を有することも多く，発病前の生活を再開できないことも多い．入院期間の短縮化もあり，できるだけ早期に患者や家族に対する支援を行うことも求められている．医療サービスに関わる福祉専門職としては，各種の社会資源の活用（生活保護法，身体障害者福祉法など）の支援・援助を主とする医療ソーシャルワーカー（MSW）と，介護が必要になった場合に直接的なケアに関わる介護職がある．

福祉専門職としては，疾病や傷病による大きな身体的変化だけに着目するのではなく，社会的な変化にも着目をして，医療機関での療養生活だけでなく，医療機関から在宅や施設への転帰に対する支援・援助を行う必要がある．施設での生活の多くは福祉専門職がケアを行うが，療養上の安全管理も重要であり，あらかじめリスクを把握し，危険を回避できるよう支援・援助が必要である．

5　医療サービスにおける安全文化

患者安全のための標語検討会委員報告では，「安全な医療を提供するための10の要点」を提言している．

●表 3-1-2　安全な医療を提供するための10の要点

① 根づかせよう　安全文化　みんなの努力と生かすシステム
② 共有しよう　私の経験　活用しよう　あなたの教訓
③ 規則と手順　決めて　守って　見直して
④ 安全高める患者の参加　対話が深める互いの理解

⑤ 部門の壁を乗り越えて　意見がかわせる職場環境
⑥ 先の危険を考えて　要点おさえて　しっかり確認
⑦ 自分自身の健康管理　医療人の第一歩
⑧ 事故予防　技術と工夫も取り入れて
⑨ 患者と薬を再確認　用法・用量・気をつけて
⑩ 整えよう療養環境　つくりあげよう作業環境

出典：「厚生労働省医療安全対策検討会議報告書」じほう，2002年，p.65 より引用

（1）根づかせよう　安全文化　みんなの努力と生かすシステム

　医療サービスが安全に提供されるべきであることを，医療・福祉専門職のみならず，すべての人々が周知することが必要である．医療における安全文化として，医療サービスに関連するすべての職種が，患者の安全を最優先する意識をもち，それを実行できるような教育体制を，システムとして構築することが必要である．

　医療安全に対して一人ひとりが認識を深めることが不可欠ではあるが，組織として医療における安全文化を確立する必要がある．この教育体制のシステムは，各種の職能団体，医療機関，学会のシステムなどさまざまな方面から医療安全を根付かせる方策を構築することが求められる．人間は誰でもエラーを犯すことを前提として，それを低減できるような方策を立案し，実践していくことが重要となる．

（2）共有しよう　私の経験　活用しよう　あなたの教訓

　人間の人体の特性から，さまざまな情報がゆがんで認識されることも多い．これは個人の自助努力では解決できない．そのため，エラーやミスが起こるリスクは0にすることはできない．しかし，人間が人間であるがゆえに共通する人的・物的要因もあり，その要因を明らかにしながら業務の改善を行うことも可能である．そのためにも，インシデント・レポート・システム（Incident Report System）を，SHELモデルなどを用いて十分に分析し，改善策を打ち出すことが必要である．分析をし，その要因を明らかにすることは，エラーやミスを起こした当事者を責めるためではない．このようなことは誰にでも生じることを，職員全員が理解しながら，医療安全に取り組む必要がある．

　また，医療安全を考える時，医療や福祉の範疇だけではなく，さまざまな他の産業の動きも察知することが必要である．

（3）規則と手順　決めて　守って　見直して

　医療機関におけるさまざまな規則や手順書（マニュアル）は，現実の医療サービスを加味しながら作成されなければならない．理想を規則や手順書に示しても，実際に実行されなければ意

味がない．ボトムアップにより，現場の意見を集約しながら，規則や手順書を作っていくことにより，現実に即した業務改善が実現する．

　また，医療機関では各部署が単独で医療サービスを提供することは少なく，複数の部署が協働している．そのため，あらかじめ関係する部署の意見を一本化することが大切である．簡単にみえる作業であるが，医療機関の専門職種は多種多様であり，それぞれの教育背景も異なる．そのため，共通認識をもつことは容易ではない．

　しかし，患者中心の医療サービスを考えるとき，すべての職種は歩み寄る必然性を理解することができるだろう．

　同じ医療機関であれば，規則や手順はできるだけ統一する必要がある．同じ規則や手順であれば，場の違いによるエラーは低減する．患者は1つの部署だけで医療サービスを受けるのではない．また，医療・福祉専門職もさまざまな部署と関連しているため，統一規則や手順の方が，業務のスピード化にも役立つ．これらの規則と手順はそれぞれの医療機関の独自のものとなるが，そのベースにあるのはEBMであることはいうまでもない．

(4) 安全高める患者の参加　対話が深める互いの理解

　医療サービスを選択し，利用するのは患者自身である．患者自身も自分の治療や療養上の制約を十分理解し，安全に医療サービスが提供されているかどうか確認することも求められる．

　たとえば，点滴治療を受ける場合でも，挿入部に痛みを感じたり，血液の逆流があるなど異常がある場合は，ナースコールで医療職へ知らせることなどは日常的に行われている．患者自身も医療安全を行うチームメンバーの1人であり，患者の参加なくては安全に医療サービスを提供することは不可能である．

　常日頃，患者と医療・福祉専門職がコミュニケーションの機会をもつことで，患者は病状の変化や不明点などを医療・福祉専門職へ伝えやすくなる．患者がもつ情報には，アクシデントの要因が隠されていることも多く，患者が心を開きやすい環境を整えることが重要である．

(5) 部門の壁を乗り越えて　意見がかわせる職場環境

　医療サービスはさまざまな職種によって提供される．多くの場合は，単独の部署ではなく，複数の部署が協働しながら医療サービスを提供する．安全な医療サービスを提供するためにも，部署や職種の違いを超えて，相互に建設的な意見を出し合い，業務の改善に繋げる必要がある．また，部署内の連携も重要である．特に看護職や介護職はチームでケアを提供するため，協力し合えるオープンな関係作りも重要である．ベテランが気づきやすいこともあれば，新人だからこそ気づくインシデントやアクシデントの要因もある．すべてのスタッフが束縛されずに自由な意見を言えるような職場作りが大切になる．

（6）先の危険を考えて　要点おさえて　しっかり確認

　医療サービスは患者の容態によって，刻々とその内容や量も変化していく．そのため，現在の状況だけでなく，先の危険性も考えながら，医療安全を図る必要がある．患者の状態をさまざまな方面からアセスメントを行い，病態の変化や医療サービスの内容によって生じるリスクの可能性を判断し，必要な支援・援助を行う．的確なアセスメントの実施には，医学的な知識の構築のみならず，国際生活機能分類 (International Classification of Functioning, Disability and Health) の視点も活用すると良い．また，患者の様子などについて「何か変」と感じた時は，そのままにせず，どうしてそのように感じたのか根拠を明らかにすることが求められる．過去においても，「何か変」をそのままにしておき，重大なアクシデントに結びついた事例も数多くある．いつもと違う様子を敏感に感じることができるためには，いつもの状態をしっかりと観察していることが必要となる．早期に危険を見つけることによって，重大なアクシデントを防ぐことができる．

（7）自分自身の健康管理　医療人の第一歩

　安全な医療サービスを提供するためには，提供する側の医療・福祉専門職が健康であり，生活が豊かであることが必要である．医療・福祉専門職は，自分自身の体調を常に把握して，健康管理を行わなければならない．体調が不良な場合は，ヒューマンエラーの可能性も高くなり，インシデントやアクシデントの発生率も高くなる．医療・福祉専門職が健康を保持しながら業務が行えるよう，過重な勤務とならないように管理する必要がある．また，多くの医療・福祉専門職は，夜勤帯も業務があるため，重度な疲労を招かないように勤務シフトを工夫する必要がある．勤務時間帯での休憩時間は，心身ともにリラックスできるよう休憩室などで十分な休息がとれるよう配慮が必要である．職務環境を整えることは，インシデントやアクシデントの低減につながる．

　医療・福祉専門職も働く労働者として，労働安全衛生法に基づきトータルヘルスプロモーションを活用して，心と身体の両面からのトータルな健康づくりを行うことが望ましい．なかでも，ベッドサイドケアの多くを担う看護職と介護職は，精神的なストレスが高く，腰痛の発生のリスクが高いなどが指摘されており，ストレスコーピング機能を高めることや，ボディメカニクスを活用したケアの実践を心がける必要がある．

（8）事故予防　技術と工夫も取り入れて

　人間が起こすエラーは0にすることはできない．医療安全を確保するためには，人間の力だけに頼るのではなく，積極的に新しい技術を医療現場に導入する必要がある．近年の情報処理

システムは，さまざまな側面から医療安全に活用されている．

科学の進歩によって，医療サービスもより高度化している．人工呼吸器や輸液ポンプなどは多くの病院が使用している．これからは，さまざまな医療機器の改良に対して，現場の意見を反映させ，創意工夫を重ねることが重要となる．また，医療現場は，安全性や操作性に優れた機器を選定することを心がける必要がある．

(9) 患者と薬を再確認　用法・用量・気をつけて

医療サービスのインシデントやアクシデントは，薬に関わることが最も多い．医薬品については，副作用や健康被害などによる情報もあり，これらの知識を構築することも医療安全につながる．

誤薬の多くは複数の職種が関わることが多いが，その専門職としては，医師・薬剤師・看護師が挙げられる．十分な確認のもと薬剤を使用するよう心がける必要がある．医薬品に関する5つのR (Right) を，以下に紹介する．

●表3-1-3　医薬品に関する5つのR (Right)

「正しい患者」	患者誤認を防ぐ
「正しい薬剤名」	類似した名称や類似した形状に注意
「正しい量」	曖昧な単位を使用しない
「正しい投与経路」	どのような手段で患者に与薬するのか
「正しい時間」	時間指示がある場合は忘れやすい

(10) 整えよう療養環境　つくりあげよう作業環境

療養環境の整備は，患者や家族の視点における快適さの視点だけでなく，安全な環境整備という側面も重要となる．療養上の世話におけるヒヤリ・ハットにおいては，「転倒・転落」が最も多く，ベッドサイドの整備だけでなく，正しくベッドメイキングを行うなどさまざまな側面から環境を整えることが重要となる．

作業環境もエラーを防ぐために重要であり，作業台の広さ，作業空間，動線，採光などにも十分配慮し，物品の属性に応じた収納方法や表示の徹底など作業環境を整えることも重要である．人体に使用する薬剤や器具を洗浄する消毒薬などを混在して保管していたために，浣腸液と消毒薬を誤って使用してしまった事件も起きている．環境が不整備であると，インシデントやアクシデントが生じやすいため，ベッド・トイレ・浴室などの患者の療養空間と医療・福祉専門職が作業を行う空間の双方が，安全であるよう管理する必要がある．

6 リスクマネジメントとセーフティ・マネジメント

1—リスクマネジメント（Risk Management）

　リスクマネジメントは，「事故を未然に防ぐこと」を前提として，あらかじめ医療サービスにまつわるさまざまなエラーの可能性を分析し，組織的な医療事故防止への取り組み，または，医療事故をはじめとするさまざまな緊急事態への組織的な対応と考えることができる．つまり「二度と医療事故を起こさないように個人を再教育する」という考え方ではなく，人間が人間であるがゆえのヒューマンエラーの可能性を熟知し，人間の特性を考慮した対策方法を組織的にマネジメントすることである．

（1）リスクマネジメントのプロセス

　医療・福祉現場における「リスク」は，「危険」「危機」と捉えることができる．医療サービスに伴って，「危険」「危機」に遭う可能性やその影響を意味する概念であり，下記の3つに大別できる．

●表3-1-4　リスクの主な内容

① 医療事故発生の可能性
② 医療事故それ自体
③ 医療事故の発生の条件，事情，状況，要因，環境

　リスクの主な内容に沿って，リスクマネジメントのプロセスを考える必要があり，情報収集はこの3つの側面から行う必要がある．また，リスクマネジメントの対象者は治療を受ける患者だけに留まらない．医療・福祉専門職を含む職員（医療サービスを提供する側）や家族や第3者までその範疇は無限である．そのため，これらの対象者を含めてリスクマネジメントを行う必要がある．また，リスクマネジメントにおいては，どのようなレベルのリスクであるかを判断しながらリスク管理を行う必要がある．

① 医療事故：医療サービスの全過程で発生するアクシデント（事故）である．医療・福祉専門職の視野の外で発生するアクシデントも含まれる．
② 医療過誤：医療・福祉専門職が医療サービスを提供する上で，注意義務を怠るなど過失によって生じたアクシデントである．
③ インシデント（Incident）：誤った行為が実施されそうになったあるいは，誤った行為が実施されたが，患者には害が及ばなかった状態をいう．

④ アクシデント（Accident）：誤った行為が実施され，患者には害が及んだ事故をいう．来院者や医療・福祉専門職側にアクシデントが生じる場合も含む．

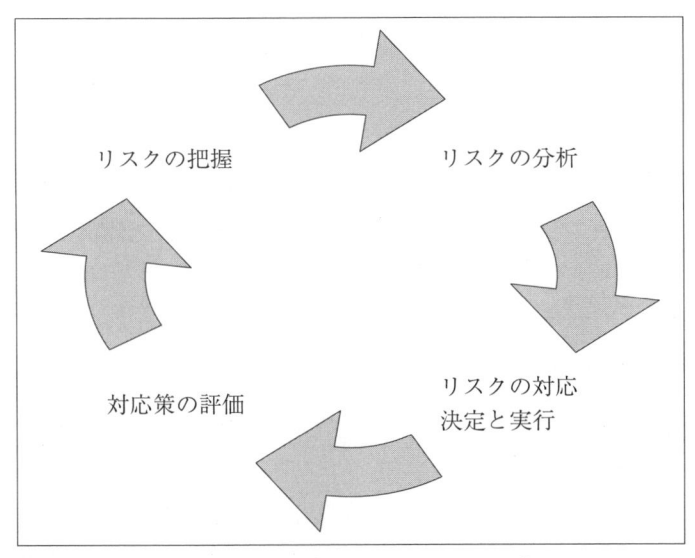

●図 3-1-1　リスクマネジメントの一連のプロセス

　個人のレベルでは医療事故を防ぐことは困難であり，医療事故の原因や誘因を分析することが重要であることにつながる．情報を分析する上で，どのような危険因子が最も患者に有害となるかを多方面から判定していくことが必要である．

　また，どんなに教育を重ねても個人のヒューマンエラーの可能性を無にすることはできない．そのため，人間の失敗が事故につながらないようなシステムを構築する必要がある．リスクマネジメントは上記のようなプロセスにて展開するが，実施する上での3つの原則がある．

●表 3-1-5　リスクマネジメントの3つの原則

① 負担できないほどの損失のリスクを負わない
・無理なリスクを冒してはならない（Ex：欠員がある状態で緊急手術を行わない）
・負担能力の限度を超える損失を出すな（Ex：損失が大きければ病院の存続にかかわる）
② わずかな負担分を節約するために，多額のリスクを負わない
・ケチをしてチャンスを失うな（Ex：人員配置は医療サービスのニーズに合わせる）
・わずかな保険料を節約するために，大きな補償を犠牲にしない（Ex：医療機関や施設はリスクを考え保険加入が必要，医療・福祉専門職個人レベルでの保険の加入）
・予防・安全・教育・訓練・リサーチへの投資は惜しむな（Ex：できるだけハード面からの安全管理の整備を行う，安全管理への教育の機会の提供，インシデントレポートの分析）
③ 確率を考える
・大局的リスクを大切にせよ（Ex：リスクが高い事項から具体的な対策を立てる）
・客観的リスクを大切にせよ（Ex：既存や創設した尺度を用いてリスクの事前把握）

出典：阿部好文『医療安全キーワード 50』診断と治療社，2005 年，p.73 を改変

2─リスクマネジャー

　このようなリスクマネジメントを実施する主な職種がリスクマネジャーである．しかし，我が国の医療安全対策は，まだはじまったばかりで，医療機関によってリスクマネジャーの役割や位置づけも大きく異なる．リスクマネジャーの役割や任務については，厚生労働省保健医療局国立病院部政策医療課の「リスクマネジメントマニュアル作成指針」に明示されている．そのなかでリスクマネジャーの任務に関する必要事項があり，以下の通りである．

●表3-1-6　リスクマネジャーの任務に関する必要事項

① 各職場における医療事故の原因および防止方法並びに医療体制の改善方法についての検討および提言
② ヒヤリ・ハット体験報告の内容の分析および報告書への必要事項の記入
③ 委員会において決定した事故防止および安全対策に関する事項の所属職員への周知徹底，その他の委員会及び部会との連絡調整
④ 職員に対するヒヤリ・ハット体験報告の積極的な提出の励行
⑤ その他医療事故の防止に関する必要事項

出典：「リスクマネジメントスタンダードマニュアル作成指針」厚生労働省リスクマネジメントスタンダードマニュアル作成委員会，厚生労働省ホームページより

　リスクマネジャーは，病院の各部門を越えて事故防止対策を実施する中心的な役割を担う．病院によってはリスクマネジャーをジェネラルリスクマネジャー，専任リスクマネジャー，各部署のリスクマネジャーと分け，現場の意見をボトムアップ式に引き出す仕組みを講じているところもある．

　ジェネラルリスクマネジャー，専任リスクマネジャー，各部署のリスクマネジャーが中心となり，さまざまな職種が職域を超えて協働し合いながら，患者に安全な医療サービスを提供することが求められる．

（1）ジェネラルリスクマネジャー

　医療機関全体の医療安全管理に対する総括を行うリスクマネジャーである．その活躍の場は所属している医療機関に留まらず，他の医療機関や行政などとの連携の窓口の役割を果たす．

　医療機関は医師をはじめとする医療・福祉専門職だけではなく，一般事務職など多くの職種が混在しながら医療サービスを提供する．そのため，職域を超えた連携・協働体制を構築する必要がある．

　ジェネラルリスクマネジャーは，医療機関において一定の権限をもつため，上層管理職が任務を行うことが多い．

(2) 専任リスクマネジャー

　医療安全管理における問題把握をし，具体的な対策を実施し評価を行うのは，専任リスクマネジャーの範疇である．

　医療法では，特定機能病院や臨床研修病院の高度な医療を提供する医療機関は，安全管理者の配置や安全管理部門の設置，患者相談体制の整備を義務づけているが，一般の医療機関では義務化されていない．そのため，専任のリスクマネジャーの設置が望ましいが，現実には兼任という場合が多い．

　それぞれの医療機関によって専任リスクマネジャーは，どの職種がなるのか異なっており，看護部長や看護副部長をはじめ放射線部長や臨床検査部長などが想定される．いずれにせよ，専門分野だけの医療安全管理を行うのではなく，病院全体を視野に入れることが求められる．以下，専任リスクマネジャーの役割を記す．

● 表3-1-7　専任リスクマネジャーの役割

①日常業務
・現在実施されている医療サービスの安全性の確認
・適正な医療サービスの指導・注意など
・インシデントレポートの集計と分析
②緊急時の対応
・医療機関でアクシデント発生時の対応
・各部署におけるインシデント・アクシデントのバックアップ
③医療事故防止のための教育と訓練
・全職員に対して医療事故防止に関する研修の機会を設ける
・医療安全に関わる学会などへの研修参加（または，各部署のリスクマネジャーなどが研修に行けるよう支援・援助を行う
・各職能団体の医療安全に関する研修の参加（各職能団体が参加できるよう支援・援助）
④医療安全防止に関する相談業務
・職員に対する相談業務
・患者本人や家族に対する相談業務
⑤リスクに対する医療情報の入手と公開
・さまざまな調査のデータを入手して，医療安全に生かす
・現在行っている医療安全対策を患者や家族へも公開する
・新技術・新器材・新薬の情報を早期に得て，公開する
・自病院の医療事故（医療過誤以外も）の情報公開
・マスメディアの活用
⑥医療事故発生時の事故調査委員会の委員長として業務
・医療事故が発生したら速やかにその状況を把握し，改善に努める

出典：阿部好文『医療安全キーワード50』診断と治療社，2005年，p.76を一部改変

3―各部署のリスクマネジャー

それぞれの部署を担当するリスクマネジャーである．看護部であれば，病棟単位にリスクマネジャーが必要になる．各部署リスクマネジャーは，それぞれの部署における特殊性を考慮しながら日々の業務のなかで安全管理を担当する．

現在行っている医療サービスのあり方を定期的に見直し，インシデント（Incident）やアクシデント（Accident）の可能性を低減できるように業務改善を行う必要がある．また，多くのインシデントやアクシデントは患者のベッドサイドケアで生じる．各部署のリスクマネジャーは，リアルタイムで現場において適切な対応をしなければならない．

インシデントでは，患者に対する危害は少ないが，アクシデントの場合は，速やかに専任リスクマネジャーやジェネラルリスクマネジャーと協働して対応することが求められる（インシデントとアクシデントの違いについては，表3-3-6，3-3-7を参照）．

医療安全管理において，インシデントやアクシデントは医療・福祉専門職の個人のレベルで対応するのではなく，医療機関という組織で対応することが必要である．常時，その部署に各部署のリスクマネジャーが勤務しているわけではないので，不在時の対応方法などをマニュアル化するなど，一定の対応が部署全体でできるよう体制を整える必要がある．

現実的に活用できるリスクマネジメントとするためには，各部署のリスクマネジャーがスタッフのさまざまな意見を集約することが求められる．各部署のリスクマネジャーは，ボトムアップされた現場の意見を専任リスクマネジャーやジェネラルリスクマネジャーに伝えるという役割もある．通常は1ヵ月に1回など定期的にすべてのリスクマネジャーが集い会議を開き，情報交換や業務改善などの議論を交わすことになる．

各部署のリスクマネジャーは，インシデントやアクシデントにかかわることだけを主眼におくのではない．患者や家族に対する医療サービスの質の向上を目的とした幅広い活動も必要である．患者や家族の要望に耳を傾け，現在の課題を把握し，よりよい医療サービスが提供できるよう，一人ひとりの職員が安全な医療を提供するため，真摯に取り組み，業務改善を常に行う必要がある．これは患者や家族との信頼関係を深めることにもつながる．

4―セーフティ・マネジメント（Safety Management）

リスクマネジメントの類似として，セーフティ・マネジメントという概念もある．医療サービスの分野としては医療の質の確保，組織を損失から守ることを目的とする取り組み，体系的・科学的・組織横断的，持続的な取り組み，組織のシステムの再編成，医療行為そのものの見直

しなどがその対象であり，リスクマネジメントとほぼ同じような内容で解釈されることが多い．

しかし，その意味するところはリスクマネジメントはリスクをコントロールして安全を確保することであり，セーフティ・マネジメントは安全を確保していれば医療事故へはつながらないという考え方である．このことを念頭におけば単に同じ内容であるとは言い難いことがわかる．

これからの時代のリスクマネジメントのあり方としては，より広い範囲での対象を意識して，時代の変化や患者のニーズの多様性に応答できるようにする必要がある．今後の医療サービスはクオリティ・アシュランス（Quality Assurance：質の保障）やクオリティ・マネジメント（Quality Management：質の管理）がより強く求められると考える．このような時代の新潮流のなか，セーフティ・マネジメントをより意識して，医療サービスを提供する上で，人的・物的環境を整えることが重要となる．具体的には，建物や医療機器に対する安全性を確保することと，医療サービスの質と量に対して十分なマンパワーを確保することが求められる．

●表3-1-8　リスクマネジメントの時代的な変容

〈従来のリスクマネジメント〉 →	〈現在・未来のリスクマネジメント〉
患者のみが対象	より広い"顧客"が対象となる．患者だけでなく来院者や病院や施設の従業員なども含まれる
安定性の確保	よりエビデンスに基づいた治療の確立．時代の変化への対応
Reactive（事後対策）	Proactive（事前対策）
義務としての活動	創造的な活動まで広がる
医療事故に関するリスク	直接的なケアに留まらず，業務全般に関するリスク管理
施設のリスクマネジメント	サービスのリスクマネジメント（在宅療養も視野に入れる）
医療	医療と財務（病院や施設の利益を守る）
急性期医療	総合的な医療サービス，継続的な医療サービスの確保
個々の事故	事故の傾向
	Quality Assurance（医療の質の確保）
	Quality Improvement（医療の質の改善）
「何をすればいいか」	「何をすればいいか」「どうすればいいのか」（改善策の方向性を打ち出す）
一般の担当者	専門的な知識（資格）のある担当者．施設や病院におけるジェネラリスト
短期的展望	短期的展望と長期的展望（短期目標・長期目標）

出典：小木曽加奈子・伊藤智佳子『介護・医療サービス概論』一橋出版，2007年，p.61を一部改変

7　クリニカル・パス（クリティカル・パス）

　クリニカル・パスは現在多くの病院で利用されている．もともとは1950年代のアメリカ産業において，コストパフォーマンスの高い工程と工期の短縮を目指して生まれた，生産性が高くかつ良質な製品の製造を求める思想であった．

　この概念が医療サービスの分野にも導入された．治癒の経過が比較的定まっている一定の疾患や，疾病をもつ患者に対して実施されるようになった．入院指導，オリエンテーション，実施される予定の処置や検査項目，治療の方法，退院指導などの，入院から退院までの流れを経時的にスケジュール表のようにまとめたものをクリニカル・パスとして利用している．

　このような形式の用紙を入院診療計画書として，十分なインフォームド・コンセントのもと患者や家族に提示することによって，患者や家族は見通しをもって入院し治療を受けることができる．これは，患者や家族だけの利点ではない．医師，看護職，臨床検査技師，放射線技師，福祉職をはじめ，すべての医療サービスに関わる者が他職種と連携をとりながら医療サービスを提供する上で，業務の明確化や，必要な検査や治療が的確に，また安全に実施できるということにおいて効率よく働くものである．

　また，入院時に計画的に検査や必要な処置あるいは予定手術などがプログラム化されるため，在院日数の短縮にもつながるというメリットもある．各病院によって代表的な疾患や疾病に対してのクリニカル・パスが作成されており，医療の質の向上や事故の予防の効果が高いと考えられている．

　クリニカル・パスの効用については表3-1-9のようにまとめることができる．

●表3-1-9　クリニカル・パスの効用について

	患者や家族	医療従事者
医療資源の有効利用	あらかじめ，自分の予定がわかることにより，不明点を医療従事者に尋ねることが容易となる．	医療従事者の業務の効率性が図れる． 他職種の動向が容易に把握できる．
医療の質の向上	インフォームド・コンセントが充実する． EBMが実践できる．	医療従事者の連携が円滑となりチーム医療の質的向上ができる． 診療録が充実し経時的に記録が整理できる．
満足の向上	診察の内容や経緯が容易に理解できる． 診察や治療に主体的に参加できる．	患者に関わる医療従事者が診察過程や治療過程を理解されやすい． 専門職としての自律性が充実する．
医療管理の合理化	安全な医療を受けられる．	指示もれが防止できる． コストの管理ができる． 医療安全管理に役立つ． 在院日数が短縮できる． 職員教育が充実する．

こういった効果の反面，クリニカル・パスにはデメリットも生じる．たとえば，クリニカル・パスのスケジュールどおりに治療が行われなかったときに，患者や家族は通常よりも経過が不良なのではという不安を抱きやすい．また，医療従事者からの側面としては，患者の個別に対する配慮に欠けるなどがある．ゆえに，患者一人ひとりの個別性を重視しながら，病院全体の医療サービスの質を高め，安全な医療が提供でき，クリニカル・パスのメリットが十分発揮されるようにすべきである．クリニカル・パスには下記に示した3つの段階がある．

● 表3-1-10　クリニカル・パスの3つの段階

① 現在行っている医療サービスの標準化をする
・当該医療機関で実施されている医療サービスの実態を，部署やかかわる人々の双方の視点から明らかにする．病棟による違いや主治医による違いから，現在行っている医療サービスの1本化を図る
② EBMを取り入れた医療サービスのシステムを改善する
・疾患の多くは，学会レベルでのEBMが確立されている．EBMに基づき定期的に実施する．当該医療機関で1本化された医療サービスの改善を行う
③ 標準化したものと違いがある事実または状態，あるいは例外的な予測のできない変化がある部分の改善をする（ヴァリアンス分析によりクリニカル・パスの改善）
・標準化された医療サービスと当該医療機関で1本化された医療サービスの違いはどのような要因により差異が生じるのかを検証する．また，標準化の経過を辿らない患者にはどのような特性があるのか調査・分析をし，要因に対する具体的な対応策を構築する

つまり，このような内容からも，クリニカル・パスが充実すれば，医療事故が起こる前に，そのリスクを察知することが可能な医療事故前の危機管理としても利用できることがわかる．クリニカル・パスを改善することにより，医療サービスシステムを改善することにつながるのだ．この手法をヴァリアンス分析という．一度制作したクリニカル・パスが完全であることはない．常によりよい医療サービスを目指し，クリニカル・パスに記載してある医療サービスと，実際実施された医療サービスとの対比を行い，改善を重ねることが重要なのである．

8　ヴァリアンス分析

ヴァリアンスとは，標準化されたものと違いがある場合や予測できない変化という意味がある．クリニカル・パスにより，時間軸に沿ってあらかじめ予定された医療サービスを展開するが，実際に提供した医療サービスとの差を明らかにする1つの手法がヴァリアンス分析である．
クリニカル・パスを用いる場合，標準化された経過以外の分析には，ヴァリアンス分析を用いて，どのような要因が治癒の経過に影響を及ぼしたのかを把握することが重要となる．ヴァリアンス分析を用いることにより，標準化されたものの不備を発見することにもつながり，ク

リニカル・パスの改善にも役立つ．ヴァリアンス分析を実施する上で，①患者・家族，②スタッフ，③システム，④その他に分ける．

● 表 3-1-11　ヴァリアンス分析の領域

① 患者・家族のヴァリアンス
・在宅療養におけるセルフケア知識の欠如
・在宅療養における社会的資源の活用不足
・入院前の場所（自宅・特別養護老人ホームなどの施設）に戻ることができなかった
・患者・家族の治療や退院後などの決断の遅れ（ゴールデンタイムを過ぎることにより，機能障害を有することになったなど）
・治癒に影響を与える身体的・心理的な合併症
・患者の基礎疾患の悪化
・ノンコンプライアンス
・患者・家族が疾病や障害を受容できていない
② スタッフのヴァリアンス（主に医療・福祉専門職であるが，すべての職員が対象）
・記録（診療録など）の不備や欠如
・医師の指示の遅れにより治療開始までにタイムラグが生じる
・コメディカルのケア行動の遅れ
・クリニカル・パス以外の予定以外の医師の指示
・治療や薬物の指示忘れ
・医師の指示の欠落や医師の好みによる薬剤などの選択
③ システムのヴァリアンス（医療機関や施設のハード面とソフト面からのシステム）
・病床の空きがない状態での緊急入院の対応
・スケジュール調整の不備（検査や処置）
・手術室の空きがなく，クリニカル・パスの予定通りに実施ができない
・手術時に検査結果などが揃わなかった
・時間外の他部署での対応ができなかった
・スタッフの不足
④ その他のヴァリアンス
・転院先の空きがなかった（他医療機関や施設など）
・在宅看護の利用ができなかった
・在宅療養に必要な医療機器の不足

出典：阿部好文『医療安全キーワード 50』診断と治療社，2005 年，p.38 を一部改変

参考文献
安藤邑惠・小木曽加奈子編『ICF の視点に基づく高齢者ケアプロセス』学文社，2009 年
厚生労働省『平成 16 年度版厚生労働白書』2004 年
松尾太加志「ヒューマンエラーと医療事故」『心理学ワールド』No.29，2005 年
中島和江・八田かずよ・武田裕『クリニカルリスクマネジメント―ナーシングプラクティス』文光堂，2003 年
医療マネジメント学会編『クリティカル・パス最近の進歩』じほう，2004 年
阿部好文『医療安全キーワード 50』診断と治療社，2005 年

『厚生労働省医療安全対策検討会議報告書』じほう，2002年
厚生労働省リスクマネジメントスタンダードマニュアル作成委員会『リスクマネジメントスタンダードマニュアル作成指針』厚生労働省医療安全対策検討会議報告書，じほう，2006年
藤崎郁・長谷川万希子ら『看護学概論』医学書院，2007年
藤崎郁・川村治子ら『基礎看護技術Ⅰ』医学書院，2007年
有田清子・尾崎章子ら『基礎看護技術Ⅱ』医学書院，2007年
河野均也・西崎統『検査値の読み方・考え方』総合医学社，2001年
土屋八千代・山田静子ら『看護スタッフのための医療事故防止教育ガイド』日総研，2002年
土屋八千代・宮岡久子『看護事故を予防する　その視点とアセスメント事例集』医歯薬出版，2003年
土屋八千代・山田静子ら『看護事故予防学』中山書店，2003年

第2節

事故発生のメカニズム

1　安全管理

1—医療機関に対する患者・家族の意向

　人間は人間であるがゆえに誤りを犯すことがあり，それが命に関わる仕事を行う医療・福祉専門職であっても同様である．しかし，医療サービスの領域は一種の聖域のように，専門職であればミスを起こさないという暗黙の了解があった．また医療・福祉専門職自身もミスを起こすことは未熟なことであるという誤った認識をもっており，長い間専門職種である自分たちはミスを起こさないという神話を引きずっていた．

　情報公開という時代の流れのなかで，1999（平成11）年1月11日に起きた横浜市立大学医学部付属病院・患者取り間違え事故は，社会的に大きな影響力を与え，我が国を代表するような最先端の医療やケア体制が整っている大学病院でさえもエラーが起こることを，世間に広めたきっかけとなった．

（1）近年の患者・家族の意識

　近年，医療関係訴訟の数は急激に増加傾向を示している．

　日本医師会総合政策研究機構の「第1回医療に関する国民意識調査（2002年度）」では，医事関係訴訟が増加してきている背景として医師が考える原因として，「患者意識の変化」が73.5％と最も高値を占めている．次いで「患者と医師との信頼関係の低下」が63.5％であった．反面，患者側が考える原因としては，「医師や医療機関の対応の悪さ」が45.9％と約半数であり，次いで「患者と医師との信頼関係の低下」が37.8％となっている．

　このように，医師側と患者側では意見の乖離がみられ，両者の信頼関係が希薄になっていることがわかるだろう．今後の医療サービスにおいては，患者満足度をいかに高く保つかが重要なキーワードとなることが示唆される．

2007（平成19）年に実施された医療に関する国民意識調査では，現在の医療の満足度・医療機関に対して「かなり満足している」は3.6％であり，「やや満足している」は27.6％である一方，「かなり不満である」は12.7％であり，「やや不満である」は34.4％であり，現在の医療にかなり不満を抱いている場合が多いことがわかる．医療機関への要望は「ある」は79.7％であり，多くの者が医療サービスに対する改善を求めている．要望の内容は複数回答であるが，「待ち時間を短くしてほしい」は70.2％，「病気の状態や治療法をよく説明してほしい」は53.4％，「休日や夜間でも，救急のときは診察してほしい」は42.4％であった．充実を希望するサービス（複数回答）としては，「医療機関情報の提供」は39.0％と最も高く，次いで「医療費の自己負担の補助（付加給付）」38.6％であった．患者や家族が情報を集めて医療機関を選択しようとしている意向が伺える．

　近年，医療・福祉専門職の人手不足がマスメディアを通して紹介されている影響を受け，今後の我が国の医療のあり方として希望すること（複数回答）は「医師・看護師等の医療従事者の確保・育成」は71.5％と最も高く，次いで「夜間や休日における救急医療体制の整備」64.1％，「長期入院できる医療機関の整備」48.8％であった．

　また，株式会社UFJ総合研究所（当時）の「生活と健康リスクに関する意識調査」（厚生労働省委託，2004年）によると，医療機関や医師等に対し不安を感じることが「よくある」と回答した者は15.6％，「時々ある」と回答した者は57.7％と，7割を越える者が医療機関に何らかの不安を抱いていることがわかる．この不安はマスメディアによる医療事故の情報によってより加速されていると考えられるが，医療に対する国民の信頼は大きく揺らいでいることは確かであり，今後あらゆる手段を用いて医療事故の防止を図り，国民が安全で納得のいく医療サービスが受けられるよう取り組むことが急務である．

（2）事故防止の取組み

　このような時代の新潮流のなか，多くの病院が病院全体で医療事故防止対策に取り組むようになった．2002（平成14）年4月の医療報酬改正によって，「医療安全管理体制未整備減算」の告示があり，「医療安全推進総合対策～医療事故を未然に防ぐために～」が提示され，各施設は医療事故を防止するための取り組みを積極的に実施するようになった．

　組織的な体制がまだまだ不十分であるが，医療サービスの現場において，患者に直接かかわることが多い看護職が，いち早く安全管理の具体的な方法を示してきた．日本看護協会では，表3-2-1や表3-2-2のように事故防止に取り組む方向性を示している．

●表3-2-1　組織でとりくむ医療事故防止：3つのステップ

① 組織として事故防止に取り組む
② 情報の共有化を図り，事故防止に役立てる
③ 事故防止のための教育システムを整え，教育を行う

出典：日本看護協会ホームページより引用

●表3-2-2　組織でとりくむ医療事故防止：8つの方策

① 組織としての目標設定
② リスクマネジメントに関する委員会の設置
③ リスクマネジメントに関するマニュアル作成
④ 各職種の責任範囲の明確化と連携の推進
⑤ 適切な労務管理と良い労働環境の提供
⑥ 組織内の良好なコミュニケーション
⑦ 職員の教育・研修
⑧ リスクマネジメントに関する専門的な教育・訓練を受けた者の配置

出典：日本看護協会ホームページより引用

2　ヒューマンエラー

1—人間はエラーを起こす

　知覚とは，環境に存在する事物や現象を，感覚器を使って知る働き全般を指す．知覚は個人の内的条件（神経系統，感覚器管，過去の経験，心構え，欲求など）と外的条件（刺激の構造，環境要因など）との相互作用で意味づけが決定されるが，知覚の代表的なものである，視覚，聴覚，嗅覚，触覚などはいずれも，個人の内的条件と外的条件に左右されるため，ときにはエラーを起こすこともある．

　エラーとして最も多いのは錯覚である．錯覚は，実在のものとは異なるものを誤って知覚することであり，人間が最大限努力をしても注意力には限界があり，ヒューマンエラーはどの人間でも生じることを意味する．

　ヒューマンエラーを生じやすい人的・物的環境も幾つか明らかになっている．ヒューマンエラーが低減できるよう，できるだけ労働環境を整備すると良い．法律で定められた人員配置をすればよいということでなく，その部署の医療サービスの質や量によって十分な人員配置を行うことが求められる．労働環境が劣悪であるとヒューマンエラーの可能性が高まることを，管

理者は理解することが求められる．また，人間の生理的な行動に反する場合やタイムプレッシャー（時間制限）によってもエラーが生じやすくなるため，夜勤帯での勤務などでの業務配分にも配慮する必要がある．

　錯覚のなかの錯視は心理学では必ず習う内容であるが，ここでは代表的な2つの錯視を紹介する．

　図3-2-1のミューラー・リヤーの錯視は，同じ長さの線が長さが異なって見える錯視の1つである．簡単に図が書けるという利点があり，非常に手軽なため，心理学を始め多くの学問で紹介されている．

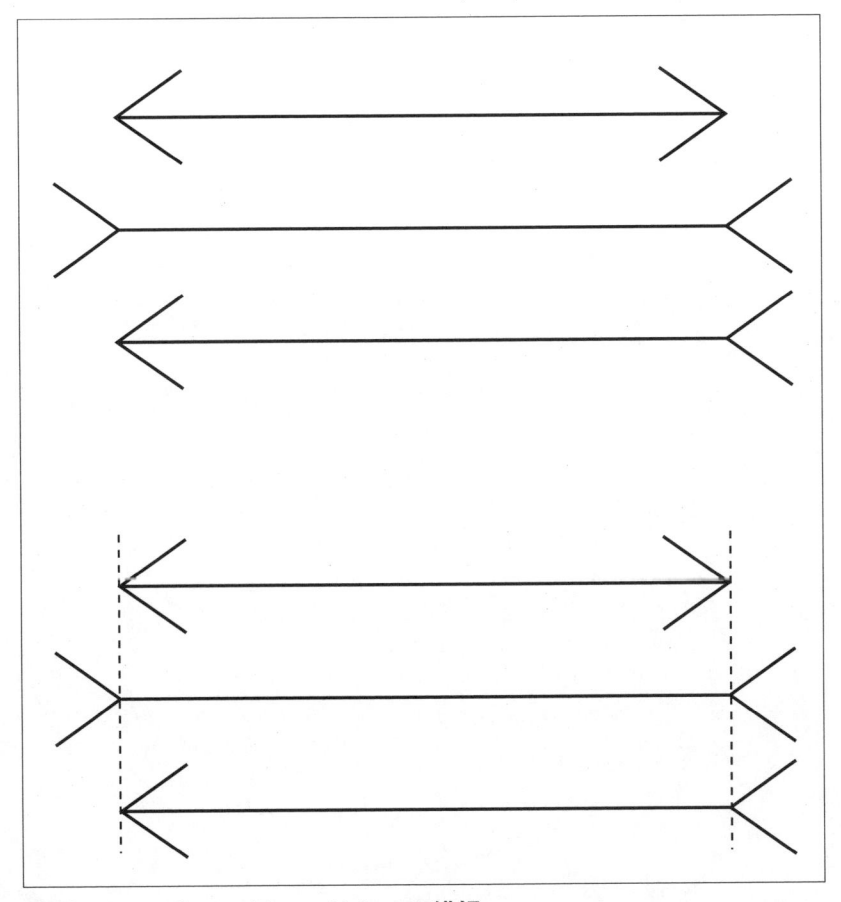

●図3-2-1　ミューラー・リヤーの錯視

　図3-2-2のフレーザーの錯視も代表的な錯視の1つである．一見すると渦巻きのように見えるが，鉛筆で線をたどってみると，1つひとつそれぞれが円であり，ぐるりと回ってもとの場所に戻ることがわかる．幾何学的な同心円（円の中に円がある図形）が渦巻きに見えるという錯視の1つである．このように，2つの錯視は，人間の視覚，聴覚，嗅覚，触覚などに，正確な

情報を把握できる限界があることを示している．人間はどんな努力を行っても，正確な情報収集はできない．

　この代表的な2つの錯視からもわかるように，人間の眼というものは以外とあてにならないということである．つまり医療サービスを提供するとき，人間の眼や耳，さらに記憶の不確かさについて十分に認識していくことが重要である．錯覚や記憶の誤りは特別な人が起こすのではなく，誰にでもあることであり，決して不注意や怠慢のせいではないということを医療・福祉専門職は心に刻み込むことが必要である．

　また，人間はコンピュータではないため，何も道具を用いないで処理できる情報量は少ない．電話番号のような数字の系列を，一度聞いただけでノートに書き写すことができる文字の数は7±2チャンク（言葉のかたまり）といわれている．これ以上であれば記憶が曖昧となると考えられている．これらの知覚と記憶の特性は，それがどんなに優れた医療・福祉専門職であったとしても，誤りを起こすことをすべて消し去ることは困難であることを意味している．

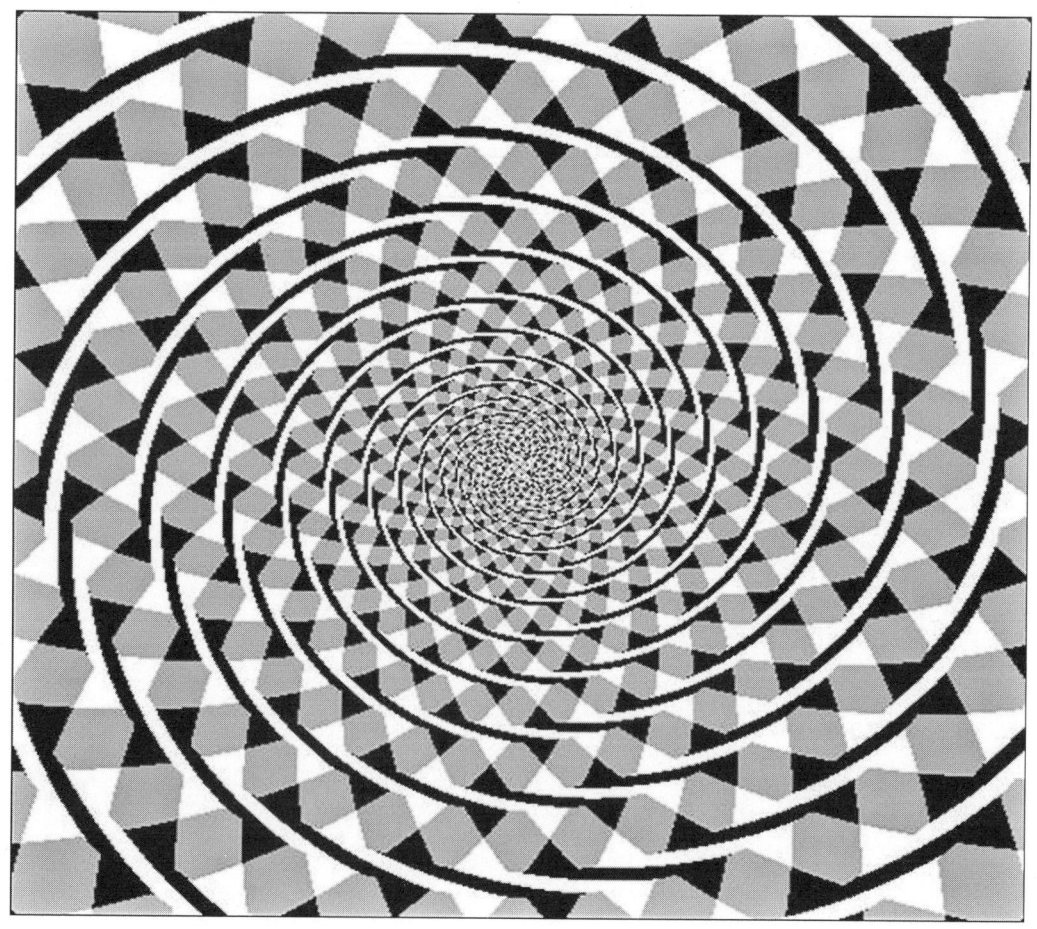

●図3-2-2　フレーザーの錯視

2―ヒューマンエラーの要因

　航空業界の事故分析によると，ヒューマンエラーを引き起こすものとして次の6つの要因が指摘されている．

●表3-2-3　ヒューマンエラーを引き起こす6つの要因

① Pathological Factors	（疾病や傷病の要因：意識障害に関する疾患，脳血管障害，認知症，知的障害，精神障害など）
② Physiological Factors	（生理学的要因：疲労，欠食，睡眠不足，人間のサーカディアンリズムに反する勤務時間，低血糖など）
③ Physical Factors	（身体的要因：身長や体重などの身体のサイズ，ボディメカニクスに反する動作，人間工学の基本など）
④ Pharmaceutical Factors	（薬剤的要因：降圧剤による血圧低下，抗ヒスタミンによる傾眠傾向，アルコールによる認知力低下，麻薬など）
⑤ Psychologial Factors	（心理的要因：心配事，怒り，考え事，悩み事など各種の心理的ストレス）
⑥ Psychosocial Factors	（社会心理的要因：スタッフ同士の人間関係，患者や家族との人間関係，職場の話しにくい雰囲気など）

出典：小木曽加奈子・伊藤智佳子『介護・医療サービス概論』2007年，p.48を一部改変

　たとえば，朝食を欠食し仕事をすれば，低血糖となりヒューマンエラーが起こりやすく，健康管理を十分に行うという個人の努力も必要となる．しかし，社会生活を送っていく上でのさまざま環境がヒューマンエラーに関わっており，単に個人的な健康管理や生活習慣を是正すればよいという短絡的なものではないことがわかる．個人や組織で最大限努力をし，ヒューマンエラーを少しでも軽減するような対策を講じる必要がある．
　次に，医療サービスにおける個人のレベルにおけるヒューマンエラーの発生様式について，下記の6つの要因の具体的な例と対処の方法を考えてみる．

① Perceptual Confusions（勘違い，混同）
　間違った対象が，元来行わなければならない対象と物理的に近くに存在することにより発生する．
〈例〉
　経管栄養チューブから投与するはずだった散薬の誤与薬がある．散薬を溶かした溶液が入っていた注射器を，本来ならば，経管栄養チューブから投与しなければならないところを，誤って静脈内カテーテルに接続してある三方活栓から注入してしまった．

〈対処〉

　物的環境を整える方策として，経管栄養チューブと静脈内カテーテルの接続部位の大きさを変える．具体的には，経管栄養チューブはカテーテルチップしか接続できないようにし，経管栄養チューブから注入する散薬を，静脈内カテーテルから注入しようとする勘違いが生じても，接続できないように医療器具の変更を行う．

② Double-capture Slips（習慣）

　これまで頻繁に業務のなかで行ってきた医療サービスが，変更となった場合に，十分な申し送りがあったにも関わらず，変更前の医療サービス内容を行ってしまうこと．

〈例〉

　ターミナル期の卵巣癌の患者に，今まで疼痛コントロールとして塩酸ブプノフィン（通称レペタン）0.2 mgを筋肉注射していたが，本日から塩酸モルヒネ徐放錠（MSコンチン錠）10 mgへ変更となったのに，患者が「痛み止めの注射はまだか」と言ったため，看護職は今まで使用していた塩酸ブプノフィン（通称レペタン）0.2 mgを筋肉注射してしまった．

〈対処〉

　記憶に頼って医療サービスを実施しないことを徹底させる．患者に与薬を行う場合は，注射伝票または処方伝票を記入し，その確認は注射伝票または処方伝票を記入した者以外が，捺印をカルテおよび注射伝票または処方伝票の一番右端に行い実施する．患者の受け持ちの看護職または注射や与薬を実施した者は，実施の確認をし，カルテに捺印を行う．必ず注射伝票または処方伝票に従い，与薬をすることをシステムとして徹底させる．

③ Reduced Intentionality（うっかり忘れ）

　医療サービスを実行している間に，他の要因に注意が奪われることによってエラーが起こる．作業の中断によることが多い．

〈事例〉

　臨床検査技師が血友病患者の凝固時間を測定していたが，他の患者が突然嘔吐した．その処置を看護師に頼むため血友病患者の側を離れた．その後他のスタッフに呼び止められて，凝固時間を測定していたことを忘れてしまった．

〈対処〉

　現在行っている業務の間に他の業務が割り込むことによって，うっかり忘れは生じるため，1つの業務を完結させることが望ましい．そのため，何らかの所要が生じた場合に対処するため，業務検査センターにナースコールを設置した．検査室で手助けが必要な場合は，検査技師が他のスタッフを呼びに行くという方法ではなく，ナースコールを利用することにより，まず

は検査室の事務が検査室へ出向き，必要なスタッフの手配や足りない物品の補充をすることに統一した．

④ Blends and Spoonerisms（取り間違え）
同時に実施予定の2つの医療行為であったり，2つの対象者に類似性がある場合に誤ること．
〈事例〉
控え室には1人の患者しか待機しておらず，検査技師は「○○さん」と患者の名前を呼び入室を促し，類似した名前であったため腹部のMRI予定の患者が，頭部MRI予定の患者と取り間違え撮影されそうになった．
〈対処〉
患者を検査室へ入室させる場合は，患者自身に氏名を名乗っていただき，「本日の検査予定（たとえば，今日は頭部のMRI予定です）」を担当となった検査技師が必ず伝え，患者自身に確認する．認知症や子どもの場合は，付き添っている家族へ確認するようマニュアル化した．

⑤ Signs, countersigns, and, nonsigns（兆候，反兆候，非兆候）
ルール違反などにより，行われているはずだった医療行為が行われておらず，複数の医療従事者が，エラーが起こるまで気がつかない．
〈事例〉
重症呼吸不全で意識レベルがⅢ―300である患者の全身清拭の時に，体位を変換するたびに呼吸器のアラームがなるため，他の患者にうるさいと思い，呼吸器のアラームが鳴らないように設定し，清拭後も元に戻すことを忘れて退室した．その後ポータブルのレントゲン撮影の時に来室したレントゲン技師が，レントゲン撮影をしようとしたときに呼吸器がはずれていることに気がついた．幸い自発呼吸もあり大事には至らなかった．
〈対処〉
呼吸器のアラームをオフにすると作動しなくなるシステムを導入したいと考えたが，現段階では実現できなかった．そのため全職員に呼吸器のアラームをオフにしないことを周知徹底し，医療・福祉専門職が呼吸器を使用している患者にかかわったときは，呼吸器のルート確認をすることをマニュアル化した．

⑥ Overconfidence（過信）
自分の知識や経験に過信をしてしまい，それがエラーにつながること．
〈事例〉
ベテラン看護師が緊急手術の急性虫垂炎の術前処置として，医師の指示を確認せず剃毛を実

施した.

〈対処〉

緊急手術の場合は，カルテの確認不足や医師の指示も口頭で行うことが多かったが，緊急手術の場合に緊急手術術前処置一覧表を制作し，手術に関わる者すべてが確認し，担当した医療・福祉専門職は捺印を押すこととした．多くの手術は，剃毛を実施するが，患者に皮膚疾患がある場合や，剃毛による皮膚の損傷の可能性がある場合は，剃毛は実施されない．以前はルーチンワークとして実施されていても，医学の進歩により医療サービス内容は変化している．分娩前の浣腸も現在はルーチンワークではない．

3 事故発生のメカニズム

1—スイス・チーズモデル

スイス・チーズモデルは，マンチェスター大学の心理学者 J. リーズン教授が提唱した組織事故発生のメカニズムを説明する方法の１つである．

医療現場も産業システムと同様であり，医療事故に関しても産業システムと同様な概念が利用できる．日常業務のなかでは複数の医療従事者がダブルチェックをし，事故防止のために医療機器の改良やマニュアル作りなど事故を起こさないような体制整備を，大なり小なりどの医療関係部門も実施している．しかし，発生した小さなミスに気が付かず，偶然にもいくつかの要因が重なり，チーズの穴が最初から最後までつながってしまい，途中過程で防御できなかったときに事故につながる．スイス・チーズモデルとは潜在的にさまざまな危険が潜んでいることを示しており，その状態に能動的エラーが生じたときに事故が起こりやすいことを示している．スイス・チーズモデルの概念では，最後のチーズの穴を通過しなかった場合を「インシデント（Incident）」と考え，穴を通過してしまった場合を「アクシデント（Accident：事故）」と考えている．

病院においてのスイス・チーズモデルは，潜在的な条件や，病院というシステムに潜む避けることのできない欠陥として，病院の構造上の問題，組織の問題，管理者の不適当な見識などを想定している．

また，能動的な条件として，患者に直接かかわる人によるものがあり，具体的には人間の能力を超える過酷な勤務状態，錯誤としての思い込み，作業の中断による失念，作業に必要な知識不足や技量不足，マニュアルの違反などがある．チームが起こすものとしては，コミュニケ

ーションの不足，職場の人間関係の悪さなどもある．どの条件においても，穴の大きさは固定されておらず，たとえば，個人のレベルでは体調不良や寝不足の場合は穴が大きくなる．

通常の産業システムは，防護装置，警報装置，安全装置，修復装置などが幾重にもあり，多くの機関でエラーを発見できるような組織体制がつくられており，事故を未然に防ぐことができる．このような監視は機械で行うこともあり，統一した見解でのチェック機能が働くが，医療サービスの場合は人間が関わりながら次の工程に進めるため，不慣れであればチェックが十分に機能せず，また反対にベテラン領域に達すると慣れによってチェックが不十分になることが知られている．

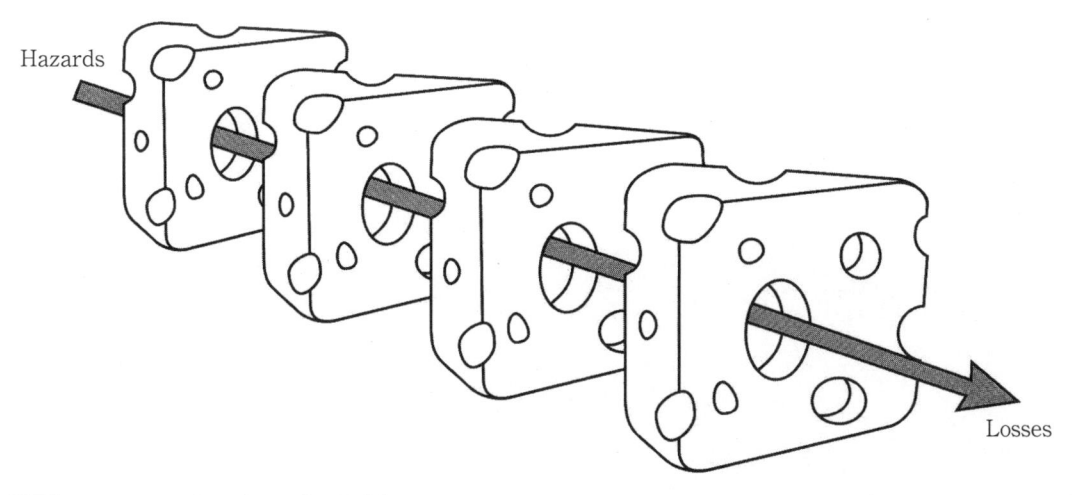

●図 3-2-3　スイスチーズ・モデル

各防御の壁の穴が一直線にならないように，1つひとつのチーズの穴を何度も点検して，それぞれの穴をできるだけ小さくし，可能であれば穴を埋めていく作業が必要となる．そのためにも，インシデント・レポート（Incident Report）を組織全体で1つでも多く集め，どのようなところに穴があるのかを見極めることが重要である．

具体的には，医療サービスを実施する上で，いつもと異なると感じたときにどうしてそのように思ったかを，必ず確認すること，他の医療従事者の意見を聞くということ，他の複数の医療・福祉専門職の目で疑問点を確認し，解決するまでは新しい段階に進まない（疑問を感じながら検査を実施してしまうことを避ける）ことが重要である．このような体制には医療チーム内での円滑な意思疎通を図り，日頃からよりよい人間関係の構築に努めたり，病院内でのさまざまな交流の機会を設けるなど，組織としての取り組みも必要となる．

2 ― ハインリッヒの法則

　ハインリッヒの法則は，アメリカの保険会の社安全技師だったドイツ系アメリカ人 H.W. ハインリッヒが，労働災害の発生確率を分析した結果，導きだした法則である．別名「1：29：300」の法則とも言われ，「1件の重大な医療事故が生じる時には，29件の軽微な事故があり，また事故には至らなかったインシデントが 300 件ある」という経験的法則である（図3-2-4）．この法則は危機管理の原則として，医療現場だけでなくさまざまな分野で活用されている．

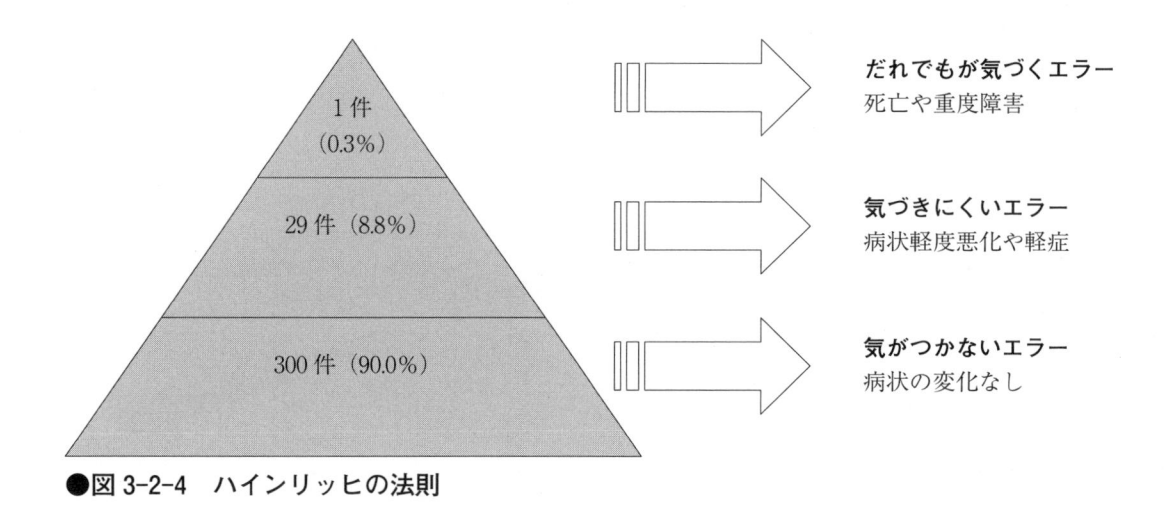

●図 3-2-4　ハインリッヒの法則

- 1件（0.3%）→ だれでもが気づくエラー　死亡や重度障害
- 29件（8.8%）→ 気づきにくいエラー　病状軽度悪化や軽症
- 300件（90.0%）→ 気がつかないエラー　病状の変化なし

　だれでもが気づくエラーによる死亡や重度障害となる医療事故は新聞にも報道され，二度とこのような事態に至らないよう，病院の管理者は社会に誓い，業務の徹底改善を宣言する．しかしこのとき多くの病院は，大きな事故に着目はするが，日々の些細なインシデントに着目をし，分析をしようという意識は希薄である．大きな事故を未然に防ぐためにはインシデント・レポートをさらに充実させ，拡充することが必要であり，すべての医療・福祉専門職がさまざまな視点での改善を個人レベルではなく，医療チームとして，また病院という多職種での組織の改革をその視野にいれることが重要である．

　現在，電子カルテシステム（診療録などの診療情報を電子化して保存・更新するシステム）を中心として，オーダリングシステム（医師がオンラインで検査・薬剤などを処方するシステム），レセプト電算処理システム（電子媒体に収録したレセプトによって行うシステム）による IT 化は医療の質の向上と効率化だけでなく，医療・福祉専門職間での伝達ミスの防止に大いに役立ち，医療事故抑制に役立つと考えられる．

3 ─領域を超えて共通するエラー

　さまざまな職種が患者や家族とかかわりながら，医療サービスを提供する．いかなる場合も常に患者や家族の安全を確保しなければならない責務が，医療・福祉専門職には課せられている．ヒューマンエラーは人間の特性によって生じるため，おのずからさまざまな職域や業務内容には共通したエラーがある．ここでは，代表的なエラーとその予防策を紹介する．

（1）患者誤認

　医療サービスを提供する上で，患者誤認は，さまざまな場面で生じる．たとえば，事務職が対応することが多い医療機関の総合案内なども含まれる．外来患者の多くは，病院の職員との面識は浅くエラーが生じやすいが，行う医療サービスの内容は簡単であるため，大きな事故には至らないことが多い．入院患者の場合は面識がある程度ある場合が多いが患者誤認は生じている．入院患者の誤認の多くは，前述したスイス・チーズモデルのように，複数の職員のエラーが重なり生じることが多い．

① 同姓（同名）患者との間違い

　地域性もあるが，同姓同名の患者が同じ病院に入院することもある．姓だけが同じ場合であればなおその頻度は高まるだろう．予約入院の場合は，同姓同名の患者は同じ病棟にしないようにあらかじめ配慮できる場合もあるが，現在はそれぞれの病棟が専門特化した治療を行っているため，病棟を変更することが難しい場合もある．

　そのような場合は，同室にはしないよう部屋割りを行うことが必要である．また，同姓ということであっても，同じ部屋を避ける必要がある．緊急入院の場合は，空床に患者が入院することになるが，できるだけ部屋替えなどをして，エラーが生じにくい環境を整えることが必要である．同姓の可能性は同姓同名よりも高まるために，患者確認はフルネームで行うことを原則としなければならない．

② 患者取り間違い

　医療サービスは1人の患者に対するサービス内容が終了するまで，他の業務を間に入れないことが原則ではあるが，実際の場面では，複数の患者に対応することも多い．複数の患者に同時進行で同じような行為を実施する場合は，患者取り間違いの可能性が高まる．

　与薬の多くは，複数の患者を対象として医療サービスが同時進行に提供される．そのような背景もあり，医療事故としては，与薬に関連するものが多い．また，検査室や手術室において

も同時進行に医療サービスが実施されることが多く，患者取り間違いの事故の多くが報告されている．

●表 3-2-4　患者の類似性・共通性による患者間違い

氏名の類似性	・似た苗字の患者との間違い（山岡一郎と山田一郎など） ・カタカナ名で見ると似た苗字の患者との間違い（ハタとハラ） ・耳で聞くと語調が似ている苗字の患者との間違い（石川と市川）
外見などの類似性	・顔貌・体格・年齢が類似した患者との間違い ・外国人の患者同士での間違い
病態，治療内容の類似性・共通性	・同じ病名，同じ手術，同じ検査を受ける患者との間違い ・同日に手術をした患者・同日に入院した患者との間違い ・似た病態，同じように人工呼吸器装着や経管栄養をしている患者との間違い ・同じ抗生剤など点滴内容が似た患者，同じ特殊薬剤を使用中の患者との間違いなど
同じ病室	・向かい側のベッドや隣のベッドの患者との間違い

出典：川村治子『系統看護学講座総合分野医療安全』2009 年，p.176 年より引用

③　不適切な確認による患者誤認

　複数のスタッフや複数の部署が患者と関わるため，口頭による不適切な情報伝達により患者誤認が生じる．そのため，カルテや医師の指示票などを用いて，文字情報も同時に伝えることが必要である．受け手は曖昧な情報であれば，再確認を行うなど，伝達ミスを低減させることが必要である．

　患者が臥床しているベッドのベッドネームや用いている医療処置のネームなどは，常に正しいとは限らない．医療機関や施設の病室は，どの病室も同じ設備になっており，カーテンの色や壁の色も同じであり，ベッドや床頭台やテレビなども同じ場合が多い．認知力が低下している場合は，部屋を間違えて，ベッド上で休んでしまうこともしばしばある．

　入院患者の多くは高齢であり，認知症でなくとも，うっかり間違いは生じる．それぞれの病室がその患者にとっての憩いの場所になるように，また，患者自身が部屋を間違えないように，個室の場合は，カーテンや壁や床のデザインや色を変えているところもある．また，高齢者施設の場合は，すべての部屋ごとに異なるカーテンや壁や床のデザインとし，カーテンは利用者や家族が選択できるところもある．このような方法は，患者の豊かな生活をサポートするだけでなく，医療安全においても役立つ．

　また，看護職がベッドネームを間違えて記載することもあるため，患者の確認は必ず，原則本人自身に行うことが原則である．

　病棟における事故の一部は，「患者を知っている」という誤った思い込みによって，誤った患者に医療サービスを提供してしまうということも多い．医療サービスは記憶に頼りながら実施してはならない．必ず確認という作業が必要である．

④ 呼び入れる場合の患者誤認

外来で医療サービスを利用する場合は，すべてのスタッフが患者や家族と初対面ということも少なくない．患者を診察室や検査室などに呼び入れる場合に，患者の呼び出しが曖昧であり，患者が誤って別の診察室や検査室などに入る場合もある．

特に産婦人科では，外来でも処置をする場合も多く，診察室と内診室が混在している．「○○さん3番診察室へお入り下さい」と呼び出しをしても，患者は3番の内診室へ入る可能性も高い．いずれにせよ，患者が診察室に入った後は，患者自身に自分の名前を告げてもらい，患者の確認をすることが必要である．

また，スタッフの確認自体が曖昧なため，患者誤認を招くことも多い．たとえば，「MRIの検査の予定の方ですか」などと患者に問うのではなく，「頭部のMRIの検査の予定の方ですか？お名前をお聞かせいただけますか？」と具体的な検査の部位と，原則に沿った患者確認を行う必要がある．

⑤ 患者誤認の患者側の要因

患者確認は，原則本人自身に自分の姓名を名乗ってもらうことであるが，さまざまな事由でそれができない場合も多い．具体的な患者像としては，①認知症である場合（または認知力が低下している場合），②精神疾患である場合，③意識レベルが低下している場合（手術中なども含む），④患者が乳幼児期の場合などである．以下にそれぞれの対処方法を記す．

● 表3-2-5 患者誤認の患者側の要因と対処方法

具体的な患者像	対処方法
認知症	・本人自身に名前を名乗っていただく（誤認の可能性は比較的低いが，フルネームで言えないことも多い） ・家族の協力を得て患者を確認する ・患者が着ている服の裏にネームを貼り付ける（ネームバンドは外してしまうことが多い）
精神疾患	・本人自身に名前を名乗っていただく（異なる場合も多い） ・家族の協力を得て患者を確認する ・妄想なども含めて患者個々の病状の情報収集とその状態を把握し，患者を確認する ・身体的特徴をカルテに残す（スケッチや写真を含む）
意識レベルが低下している場合	・ネームバンドを2ヵ所につける（手首と足首）（手術前などの場合は，患者自身に確認をしてもらう） ・身体的特徴をカルテに残す（スケッチや写真を含む） ・自力で動くことができない場合は，ベッドネームで確認する
早期新生児期	・臍帯がつながっている状態で，母親に確認をしてもらいながらネームバンドを2ヵ所につける（手首と足首）

乳幼児	・家族の協力を得て患者を確認する ・乳幼児が着ている服の裏にネームを貼り付ける（ネームバンドは外してしまうことが多い）

（2）タイムプレッシャーと作業中断

① 人間関係によるプレッシャー

　医療サービスは，1人のスタッフで提供することは少なく，さまざまなスタッフがかかわり合いながら実施する．また，スタッフの能力差もあり，新人の医療・福祉専門職もいれば，ベテランの医療・福祉専門職も混在して各部署に配置されている．各部署の風通しの良さはスタッフ間の人間関係を円滑にするが，先輩と後輩の上下関係や，職種間の上下関係がある場合は，ストレスを生み出しプレッシャーとなる．プレッシャーがあると，的確な判断や注意力が散漫となり，エラーが生じやすくなる．

② タイムプレッシャー

　タイムプレッシャーは，時間に追われ，急いで何かをしなければならないという焦りをいう．日常の生活のなかでも「朝寝坊をしたから電車に間に合わなくなる！」というような体験はあるだろう．

　医療の現場におけるタイムプレッシャーは，日常業務のなかでもみられる．たとえば，医療サービスを多く提供する時間帯は，業務量が増加し，タイムプレッシャーの可能性が高まる．タイムプレッシャーが生じやすい時間帯は職種によって異なるが，ベッドサイドケアを担うことが多い看護職や介護職では，早朝や夕方などに業務量が増加しタイムプレッシャーが生じる．

　同じ業務量であっても，業務量が多いと感じる場合とそうでない場合がある．経験が浅い場合は，業務量が多く感じやすく，過重感によりタイムプレッシャーからエラーにつながりやすい．そのため，勤務のシフトを組む場合は，それぞれのスタッフの知識や経験などを考慮しながらスケジュールをつくるよう配慮する．

　また，患者の病状の急変など，想定外の医療サービスをリアルタイムに行う必要がある場合は，患者の生命の危機に対する緊張感も加味され，強いプレッシャーにさらされることとなる．このような場合のプレッシャーを緩和するためには，スタッフ間で声を掛け合い，助け合うことが求められる．また，人手不足を感じた場合は，他のスタッフに応援を頼むことも必要である．日勤帯においては，その部署や病棟で人手が足りるが，夜勤帯の場合は，人手不足になりやすい．

　規模が大きな医療機関では，さまざまな職種が宿直しており，たとえば，看護管理職が24時間365日の体制で常駐しているなど人員の配置の整備がされている．これらの宿直者は，夜

間や休日時の緊急体制の要員でもあり,部署や病棟を超えて協力を得ることができる.

③ 業務の中断

1人の医療・福祉専門職が1人の患者に対して,すべての医療サービスを提供することはほとんどなく,さまざまな患者に対して医療サービスを提供することが多い.特に夜勤帯では,医療・福祉専門職の人員が限られていることもあり,何らかの医療サービスを患者に行っている時に,他の業務が入りこんでくる場合もある.

たとえば,立ち上がりや歩行が非常に不安定なAさんのトイレ誘導をし,便座に座っていただいた時に,ナースコールで他の患者に呼ばれ,Aさんには,「おトイレが終わりましたらナースコールで知らせてください」といって,今行っている業務の間に他の業務を入りこませ持ち場を離れてしまった.ナースコールで呼ばれた別の患者の処置を行っていた間に,患者は1人で立ち上がろうとして転倒するなどのアクシデントが生じている.

また,業務の中断により,注意力が薄れ,先行していた業務を忘れてしまったり,間違えを起こしたりする場合も多い.注射や輸血などの患者の血管内に注入しなければならない業務は,危険度が高いハイリスク業務であるため,これらの準備・実施の際には,業務の中断をしないよう心掛ける.しかし,現状は少ない人員配置で,新たな業務がタイムリーに必要なことも多いため,一時中断しなければならない場合は,業務を再開した時にエラーが生じないように,記憶に頼って業務を再開しないように,どこまで実行したかわかるようメモを残すなど工夫が必要である.また,患者への直接的なケアの場合には,業務を割り込ませないことが原則である.

4 安全対策

1―トップダウンからボトムアップへ

今までの病院のあり方はパターナリズム(paternalism)に代表されるように,病院長をはじめとした管理職が病院の運営体制等を一方的に決めて実施してきていた.これは現場を熟知していない管理職からの一方的な圧力を伴った押しつけとなる場合もある.トップダウン方式は現場で働く医療従事者の自由な意見を反映させにくく,現状にマッチしていない方法や対策を選択することもあり,現場の仕事量を更に増加させ大きな負担を強いることもしばしばある.トップダウンからボトムアップへの変換はなにも医療サービスの分野に限ったことではなく,

さまざまな分野で用いられている．

　現場の意見を，また現状を的確に把握することから改善ははじまる．そのためには，医療の現場で働く医療従事者の声や意見を隅々まで拾い上げることが重要である．

　効率よく医療安全に対して情報収集する方法として一般的なものはインシデント・レポートがある．一人ひとりに面談して情報収集するには時間が膨大になるだけではなく，言いたいことも言えず，うわべだけの面談となりリスクが回避されにくくなる．病院によっては匿名性にすることで個人が特定されることを防ぎ，意見を書きやすくするという工夫をしているところもある．

　現在，医療事故が生じた場合は，当事者責任も厳しく問われる．医療従事者は，その職業性からまた倫理面からの責任も重い．医療薬剤や医療機器に係るヒヤリ・ハット事例の発生要因が多いため，医療機関においては間違えやすい医薬品について，その採用状況を把握し，使用法についての検討が必要となる．また医療機器に関しては，医療機器の評価・選定，保管管理等を徹底させる必要がある．人は誤りを犯すものであるという前提のもとで，誤りが起きにくい，また誤りが起こっても重大な結果に至りにくい環境を，医療現場にいる医療従事者自らが作り上げていく必要がある．

2―インシデント・レポート・システム（Incident Report System）

（1）インシデントとアクシデント

　インシデントとは，「ヒヤリ・ハット」と呼ばれることもあり，医療におけるインシデントとは，日常的な診療や療養の中で誤った医療行為を中心とした治療行為をはじめ，さまざまな検査や看護行為が患者に実行される前に発見された場合や，あるいは誤った行為が実行されたにも関わらず，結果として患者に影響を及ぼすことがなかったものが該当する．インシデントは患者への影響がなかった場合であるが，アクシデントは医療事故を示す．表3-2-6のようにインシデントの段階での対応策が十分であればアクシデントにつながることを阻止することが

●表3-2-6　インシデントとアクシデントの違い

	Incident（インシデント，ヒヤリ・ハット）	Accident（医療事故）
患者に対する有害性	ないかまたはほとんどない	程度に差があるがあり
医療従事者の過失度	ある場合もない場合もある	注意散漫や規則破りなどの過失があることが多い
事態の回避の可能性	対策を十分講じれば回避が可能	インシデント・レポート・システムを十分に活用すれば，アクシデントを未然に防ぐことができる可能性が高い
システムの不備	ある場合もない場合もある	ある場合もない場合もある

可能であると考える．つまり，医療の現場においては，インシデントの段階で十分な分析をし，安全対策を組織のレベルで講じることが重要であり，これは単に患者満足度だけでなく，社会的な信頼を保持することにおいても必須のことである．

（2）インシデントとアクシデントの区分

医療事故を分析する上で，その事故がインシデントなのかアクシデントなのかを見極めることも必要となる．これらのインシデントとアクシデントの区分は，患者に対する影響度により判断ができる．表3-2-7に示したように，レベル0の場合はインシデントクリア，レベル1～2はインシデント，レベル3～5はアクシデントである．

（3）インシデント・レポートの活用

インシデント・レポート・システム（インシデント・レポートまたはヒヤリ・ハット報告）は，現場からのインシデントに関する報告書である．インシデントは医療事故に至らなかった行為であるためトップダウン式の報告書とは異なり，医療現場のスタッフがインシデントによって医療事故を未然に防ぐことができるという認識がなければ，報告をせず，内々にすましてしまおうという気風に押し流されてしまう．実際多くの病院の導入の段階では，インシデント・レポートがほとんど提出されなかったということも珍しくない．医療の現場では医療職はミスをしないものであると医療・福祉専門職が認識している例も多く，インシデントを起こしてしまうことは専門職として未熟であるからだ，教育が不足しているからだという考えにつながりやすい．そのためインシデントに関わった当事者たちが口を閉ざしてしまうことが多い．

このようなことを打破しなければ同じようなインシデントが続き，スイス・チーズモデルのように多くのミスが重なった時に，大きな医療事故が発生してしまう．インシデント・レポートを書く当事者たちの認識をいかに変えさせるかが重要なポイントである．

医療安全のカリキュラムは，現在，多くの医療専門職の養成校で取り入れられている．また医療職だけでなく，関連職種である社会福祉分野の専門職においても，リスクマネジメントとして学ぶようになってきた．このような背景の下，確実に医療安全管理やリスクマネジメントについて学習した医療・福祉専門職が増加しているが，現在の我が国の医療現場は意識改革はまだはじまったばかりである．

また，インシデント・レポートとして収集された報告書のなかには，残念ながら「確認の徹底を実施する」というような個々の医療従事者の責任に帰するような内容も存在することが事実である．有効な安全対策を講じるためには，インシデント・レポートについて，医療機関の背景を含めて十分に分析して，職種を越えて具体的な改善策を構築しなければならない．そのためインシデント・レポートが本当の内容に近く，また多くのインシデント・レポートが集ま

● 表 3-2-7　Incident と Accident の区分

区分	レベル	患者に対する影響度
Incident Clear	レベル 0	間違った医療サービスが発生したが，患者には全く影響がなかった．医薬品や医療機器の不都合が生じたが，何らかの事由で患者には実施されなかった（実施されていた場合には，何らかの影響を与える可能性があった） Ex：A さんに点滴する予定の抗生剤を B さんへ点滴してしまったが，幸い両者とも同じ薬剤で同じ分量の点滴をする予定であったため，患者への実害はなかった
Incident	レベル 1	間違った医療サービスが実施され，明らかな患者への実害はみられないが，何らかの影響を与えた可能性がある．患者への観察を強化し，心身への配慮の必要性が生じた Ex：A さんに実施する予定の術前処置である浣腸を誤って B さんに行ってしまった．B さんは一見するとその医療サービスによる害が生じていないようであるが，しばらく腹部症状の観察を要した
	レベル 2	間違った医療サービスが実施されたことにより，バイタルサインに変化が生じ，患者への観察強化または検査の必要性が生じた Ex：A さんが使用しているカテコールアミンであるイノバンが残り少なくなり，誤って濃度の濃いイノバンを追加してしまい，血圧が急激に上昇し，30 分おきの循環動態の観察が必要になった
Accident	レベル 3a	間違った医療サービスが実施されたことにより，消毒や皮膚の縫合などの軽微な治療の必要性が生じた Ex：A さんを浴室のチェアーから処置台へ移乗する介助を行っている際に，A さんの腕が激しく壁に当たり，手背に擦過傷をつくった．そのため，毎日ガーゼ交換が必要になった
	レベル 3b	間違った医療サービスが実施されたことにより，本来必要でなかった手術・人工呼吸器装着などの治療や処置の必要性が生じた Ex：歩行が非常に不安定で，かならず見守りが必要な A さんが，夜間 1 人でトイレに行こうとしてベッドサイドで転倒し，右大腿骨頸部骨折を起こし手術が必要となり，予定より入院期間が 1 ヶ月延びた
	レベル 4a	間違った医療サービスが実施されたことにより，永続的な障害や後遺症が残ったが，有意な機能障害や美容上の問題を伴わない Ex：低体温法を実施していたが，手指への循環不全が生じ，左手の第 5 指（小指）が壊死に陥り，切断することになった
	レベル 4b	間違った医療サービスが実施されたことにより，永続性の障害が残り，有意な機能障害や美容上の問題を伴う Ex：手術中の麻酔を誤って行ったために下半身麻痺となってしまった
	レベル 5	間違った医療サービスが実施されたことにより死を招いた Ex：B 型の患者に A 型の血液を輸血し，患者は高度な溶血をおこし，敗血症を併発して死に至った

出典：内海眞，清原洋子，鈴木俊夫編『看護・医療事故防止―自己学習 CD-ROM プログラム』医学書院，2004 年，p.5 を改変

るように工夫が必要である．下記に示すのはその1つの例である．

●表 3-2-8　インシデント・レポートの活用のために

① インシデント・レポートは無記名とし，個人が特定されないようにする．
② インシデント・レポートに関して個人を特定できるような内容は公表しない．
③ インシデント・レポートによって個人が処罰を受けないようにする．（減給や昇格等）
④ インシデント・レポートの収集を直接の上司にせず，リスクマネジメントルームなど一定の所への提出とする．
⑤ インシデント・レポートをいつでも提出できるように，すべての職員がその様式について熟知している．
⑥ 提出されたインシデント・レポートは分析をして，なるべく早く現場の改善に結びつける．
⑦ 医療現場全体で，インシデント・レポートを提出することを奨励する．
⑧ 医療現場の意見を反映させて，インシデント・レポートの様式や書き方を定期的に見直す．

インシデント・アクシデントレポート（医療を学ぶ学生用）

学籍番号　　　　　氏名

実習の区分	施設名				
患者　　□男　□女．年齢　　歳　　認知力の問題　　□あり　　□なし 主な疾病または状態					
発生場所　　□病室　　□処置室　　□検査室　　□手術室　　□外来診察室　　□廊下 　　　　　　□食堂　　□浴室　　その他（　　　　　　　　　　　　　　　　　　　）					
発生日時		平成　　年　　月　　日　　午前・午後　　時　　分			
発見日時（□学生　□職員）　平成　　年　　月　　日　　午前・午後　　時　　分					
事故の種別　　□インシデント（大きな事故につながらなかった）　　□アクシデント（大きな事故） 事故の内容　　□注射　□内服与薬　□チューブ類の管理　□輸血　□検査関連　□手術関連 　　　　　　　□人工呼吸器　□転倒・転落　□経管栄養　□窒息・誤嚥　□異食・誤飲　□入浴　□熱傷・凍傷 　　　　　　　□自殺・自傷　□暴力　□盗難　□セクハラ　□その他（　　　　　　　　　　　　　　　　）					
学生が考える事故の到達度 □レベル0：事故を未然に防ぐことができ，利用者に害が及ばなかった． □レベル1：事故が利用者に及んだが，利用者に害はなかった． □レベル2：事故が利用者に及び，利用者に軽微な害をもたらした． □レベル3：事故が利用者に及び，利用者に害をもたらした． □レベル4：事故が利用者に及び，大きな障害となった． □レベル5：事故が原因で死を招いた． □レベルA：学生または介護者が利用者から害を受けそうになった． □レベルB：学生または介護者が利用者から害を受けた．					
事故発生の経過					
事故への対応とその後					
学生が考える原因					

インシデント・アクシデントレポート（福祉を学ぶ学生用）

学籍番号　　　　　氏名

実習の区分	施設名
患者　　□男　□女，年齢　　歳	認知力の問題　　□あり　□なし
主な疾病または状態	
発生場所　　□居室　□廊下　□トイレ　□ロビーまたはフロア　□浴室　□脱衣所 　　　　　　□食堂　□施設外　その他（　　　　　　　　　　　　　　　　　）	
発生日時　　　　　　　平成　　年　　月　　日　　午前・午後　　時　　分	
発見日時（□学生　□職員）平成　　年　　月　　日　　午前・午後　　時　　分	
事故の種別　　□インシデント（大きな事故につながらなかった）　□アクシデント（大きな事故） 事故の内容　　□転倒　□転落　□窒息　□誤嚥　□異食　□誤飲　□熱傷　□凍傷 　　　　　　　□皮膚剥離　□自殺　□自傷　□盗難　□セクハラ　□溺水　□暴力 　　　　　　　□その他（　　　　　　　　　　　　　　　　　　　　　　　　　）	
学生が考える事故の到達度 □レベル0：事故を未然に防ぐことができ，利用者に害が及ばなかった． □レベル1：事故が利用者に及んだが，利用者に害はなかった． □レベル2：事故が利用者に及び，利用者に軽微な害をもたらした． □レベル3：事故が利用者に及び，利用者に害をもたらした． □レベル4：事故が利用者に及び，大きな障害のきっかけとなった． □レベル5：事故が原因で死を招いた． □レベルA：学生または介護者が利用者から害を受けそうになった． □レベルB：学生または介護者が利用者から害を受けた．	
事故発生の経過	
事故への対応とその後	
学生が考える原因	

3 ─ SHEL モデル

(1) SHEL モデルの概要

　提出されたインシデント・レポートは十分な分析を実施する必要がある．分析によってはじめてどのようなシステムに不備があるのか，あるいは改善すべき業務態勢も明らかになる．現在さまざまなインシデント・レポートの分析方法があるが，その代表的な事例分析方法として SHEL モデルを示す．

　SHEL モデルは航空業界において，インシデントやアクシデントの分析を行うために開発された手法である．現在航空業界のみならずさまざまな分野で活用されている．医療・福祉現場におけるさまざまなアクシデントは，個人のミスによって起こる場合だけでない．

　多くのアクシデントは，スイス・チーズモデルのように幾重ものミスが重なることにより発生する．アクシデントを起こさないために，インシデントの分析により，事故をおこさないようにするためにはどのようなことが必要なのかを，さまざまな側面から考えるのが SHEL モデルである．

　SHEL モデルはソフトウエア (Software) としてマニュアルや規定などの運用にかかわるもの，ハードウエア (Hardware) として医療機器や設備にかかわるもの，エンビロンメント (Environment：環境) として物理的環境をはじめ仕事や行動に影響を与えるもの，ライブウエア (Liveware：人) として当事者以外の人々や Incident に直接関わった人々に分け，多くの場合は，ライブウエアはさらに2つに分け，他人と当事者として考える．医療・福祉の分野においては，SHEL モデルは，どの部分の強化があれば今後インシデントをなくし，アクシデントを起こさないようにできるかを分析し，問題点を抽出し，背後要因を明らかにする場合に使用する．

　SHEL モデルを用いて，インシデントやアクシデントを指定された5つの要因に分け，それぞれの要因に対する具体的な改善対策を考え出すことにより，業務の改善をシステム的に行い，インシデントやアクシデントの可能性を低めることが可能となる．具体的な改善対策を導く時は，できるだけ自由な発想を促すと良い．自由な発想から，今までにない画期的な方策が生まれる可能性がある．実践レベルで改善対策を行う場合は，優先度を考えながら行うよう心がける．医療機関であっても福祉施設であっても，人的および物的資源は限られており，物理的に負担が多い方策は，医療・福祉専門職の過重な負担感となり，他のエラーを生じやすくする．表 3-2-9 に SHEL モデルの5つの要因を示す．

● 表 3-2-9 SHEL モデルの 5 つの要因

要因の種類	内　容	具体例
S（Software：ソフトウエア）	医療現場におけるマニュアルや規定などの仕事上での運用に関わるが，形として流動的なもの	それぞれの職場の約束事 新人教育の内容 読みづらい説明書や指示 マニュアルの有無とその量と質
H（Hardware：ハードウエア）	医療機器，医療器具，医療に関わる設備など	患者の寝衣，患者の履き物 患者の補助具や補装具，作業台 原因となった器材
E（Environment：環境）	物理的な環境（照明，騒音，空調）をはじめ，仕事や行動に影響を与える全ての環境	医薬品の保管場所 医薬品の管理体制 業務範囲（責任範囲） 労働条件 勤務時間の長さや時間帯 作業件数，仕事の困難さ 職場の発現しやすい環境
L（Liveware：他人）	当事者や Incident に関わった人々以外	Incident に関わった人々以外の心身状態，経験，知識，技術など 患者の年齢，患者の安静度 患者の ADL 患者の内服中の薬剤，患者の疾患 患者の身体障害 患者の心理 家族の心理
L（Liveware：当事者）	医療事故や Incident に関わった人々と当事者	当事者の身体状況 当事者の心理状態 当事者の経験 当事者の知識 当事者の技術的問題 医療事故や Incident に関わった人の影響力

出典：厚生労働省医療安全対策検討会議報告書『医療安全推進総合対策』じほう，2002 年を元に作成

（2）SHEL モデルにおける分析例

〈演習 2〉

74 歳の男性．市町村が実施する集団検診で，便潜血反応が陽性となったため，精査目的で当院の消化器内科を受診した．4 年前から前立腺肥大症も合併しており，泌尿器科へ定期受診している．2 週間後に経尿道的前立腺摘出術も予定されている．本日大腸内視鏡検査のため内視鏡検査室へ一人で出向いた．

検査室へ入室した患者に，検査技師は医師が指示した前処置である抗コリン剤を筋肉注射した．カルテには「抗コリン剤禁」という記載はなく，また検査技師は本人に"前立腺肥大があ

るかどうかを確認しなかった"．また，泌尿器科に継続して受診していることや前立腺肥大症であることの記載もなかった．患者は検査中に尿意を訴えたが，抗コリン剤の副作用により，急性尿閉を起こしたため，力んでも排尿ができず，腹部の張りと痛みを訴えた．

　診察の結果，腹部の痛みは膀胱内の尿の充満が原因と判明した．すぐさま大腸内視鏡検査の担当医師が導尿を試みたが，カテーテルを尿道へすすめることはできなかった．そのため急遽泌尿器科の医師が，大腸内視鏡検査室に来室したが，膀胱留置カテーテルは通常のサイズしか置いておらず，再び泌尿器科へ膀胱留置カテーテルを取りに行き，導尿まで時間を要し患者に苦痛を与えた．結局患者は，経尿道的前立腺摘出術まで膀胱留置カテーテルを挿入することになった．表3-2-10にSHELモデルを使用し，その要因と具体的対策を分析して示す．

●表3-2-10　SHELモデルによる分析例

	要因	具体的対策
Software：ソフトウエア	大腸内視鏡の検査の全処置として抗コリン剤の筋肉注射をすることがマニュアル化されていた．カルテに抗コリン剤禁という記載がなかった．	大腸内視鏡以外の全処置が必要な検査のマニュアルに前立腺肥大症の場合は，抗コリン剤は禁であることを赤字で明示する．
Hardware：ハードウエア	前立腺肥大症の尿閉の際に用いる膀胱留置カテーテルが常備していなかった．	前立腺肥大症の尿閉の際に用いる32Fのサイズの膀胱留置カテーテルを各検査室に配備する．
Environment：環境	同じ病院内であっても他科の情報が共有されていない．外来での初診の場合であっても，他のカルテを取り寄せるなどの患者の情報を共有するシステムがなかった．	他科を受診する場合は既往歴や現病歴がすぐに分かるようにカルテの表紙の表示欄のスペースを大きくし，記入漏れがないかどうか医療事務でもレセプト点検の際に確認を必ずするように体制を整える．
Liveware：他人　ここでは医師	内科カルテを取り寄せたにも関わらず，前立腺肥大症であることの情報をカルテから拾えなかった．大腸内視鏡検査を実施するための患者に対する説明をする際に患者本人に前立腺肥大症があるかどうかを確認しなかった．	医師は必ず既往歴や現病歴をカルテと本人から確認する．60歳以上の男性患者には前立腺肥大症の症状がないか問診する．禁忌の薬剤及び食物があることを発見した医師はカルテの表紙に赤字で薬剤名または種類，食品名を必ず明示する．またその時関わった医療従事者は必ず医師が記入したことを確認する．
Liveware：当事者　ここでは検査技師	本人に前立腺肥大症であることを確認しなかった．	検査技師は医師からの指示を十分確認する．検査技師はカルテを確認する．検査技師は60歳以上の男性に対して「前立腺肥大症」と言われたことはないかと本人に確認する．

参考文献

阿部好文『医療安全キーワード50』診断と治療社，2005年
内海眞・清原洋子・鈴木俊夫編『看護・医療事故防止―自己学習CD-ROMプログラム』医学書院，2004年
土屋八千代・宮岡久子ら『看護事故を予防する』医歯薬出版，2003年
大山正・丸山康則『ヒューマンエラーの心理』麗澤大学出版会，2005年
中島和江・八田かずよ・武田裕『クリニカルリスクマネジメント―ナーシングプラクティス』文光堂，2003年
山本雅司・石尾肇『医療・介護施設のためのリスクマネジメント入門』じほう，2004年
厚生労働省医療安全対策検討会議報告書『医療安全推進総合対策』じほう，2002年
工藤高『最新医療用語の基礎知識　楽しくわかる医療経営（雑）学―医療制度改革・マーケティング編』医療タイムズ社，2004年
渋川智明『かしこい患者になろう―得する医療保険制度の活用早わかり』実業之日本社，2003年
石橋明『航空業界から学ぶリスクマネジメント―医療安全のためのヒューマンファクター論　医学のあゆみ』医歯薬出版，2002年，201(2)

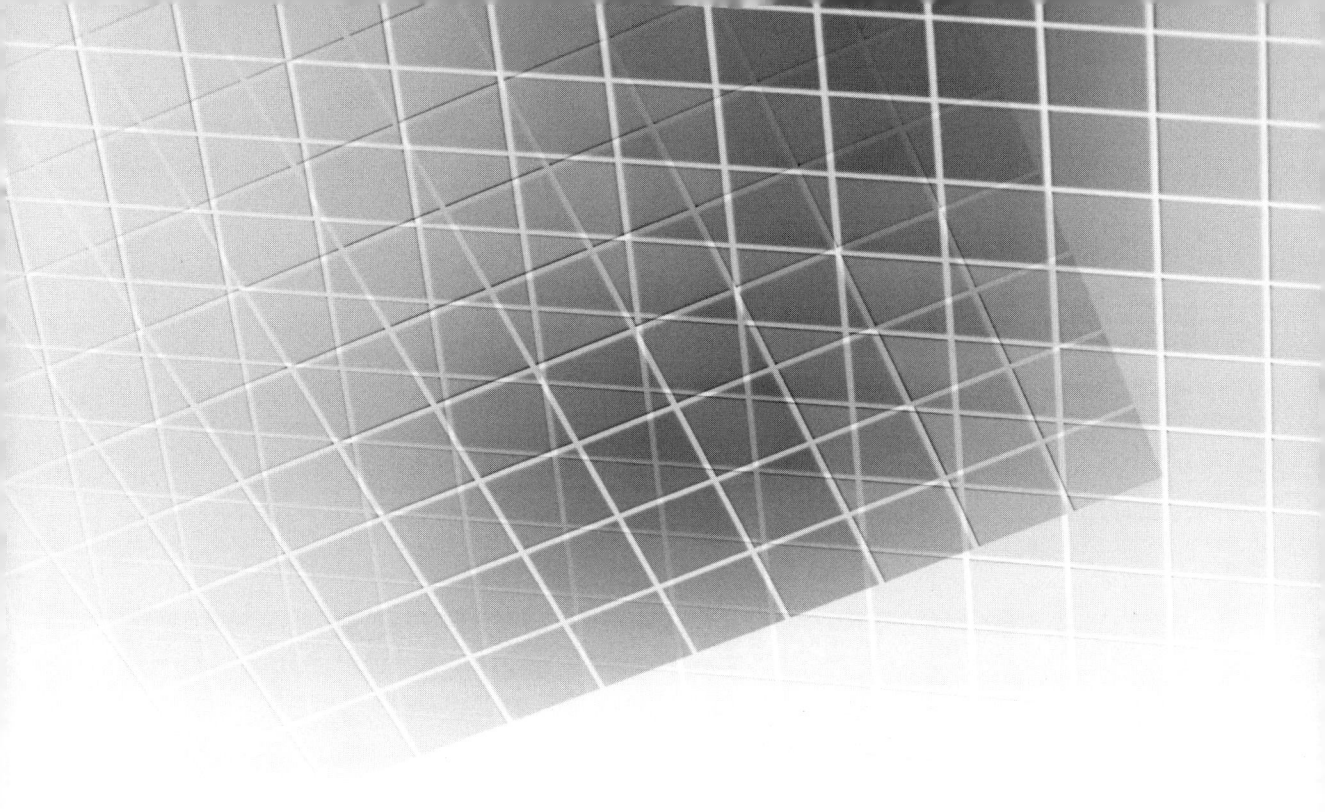

療養の場におけるリスクマネジメント

- 第1節　医療機関におけるリスクマネジメント
- 第2節　施設におけるリスクマネジメント
- 第3節　在宅療養におけるリスクマネジメント

4章

● 第 1 節

医療機関における
リスクマネジメント

1　治療に関するリスクマネジメント

1—与薬に関する業務

　薬物療法は，医療機関においても施設においても頻度の高い医療サービスである．その多くは，医師の処方箋に基づいて調合された薬剤を患者に与薬するという形式をとる．その種類として，皮内注射，皮下注射，筋肉注射，静脈内注射・内服などがある．リスクマネジメント（Risk Management）を考える上では，薬物の吸収速度が高いほうが，リスクの高い与薬方法であり，下記の図 4-1-1 のように，静脈内注射が最も気をつけなければならないことがわかる．特に，静脈内注射は，直接血管内に薬剤が投入され，標的臓器に対して速やかに作用する．そのため，カテコールアミン類などの循環に関わる薬剤は，厳密に管理をしなければ，病状の悪化を招くことがある．

吸収が速い　　　　　　　　　　　　　　　　　　　　　　　　　　　　　　　吸収が遅い
静脈内注射　＞　吸入　＞　舌下　＞　筋肉内注射　＞　皮下注射　＞　内服

●図 4-1-1　薬物の吸収速度

＊一包化された内服薬の与薬（舌下錠の使用を含む）は，医療行為とはならないため，施設では介護職が多くを担う．

（1）注射業務

　注射業務におけるインシデント（Incident）やアクシデント（Accident）の多くは，準備や実施段階の誤りが多い．注射業務は，指示を出す医師とそれに関わる薬剤師・看護職によって実施されることが多いが，検査の場合に造影剤なども使用することから，放射線技師や臨床検査技師などさまざまな医療専門職が関与する．

注射は，大きく定時注射と臨時注射に分けることができる．定時注射は，事前に必要な指示（薬剤名・用量・時間・方法・部位など）を得て実施するが，臨時注射は，急変時や緊急時など，その場の判断で急を要する場合の治療で使用されることが多い．

臨時注射であっても，一刻を争う必要がないものもあるが，臨時注射は，指示受けをした者が，薬品の準備をし，実施する場合が多く，その準備・実施のプロセスにはタイムプレッシャーがあり，エラーを招きやすい状況を作り出す．しかし，定時注射は，複数の医療専門職が関わることが多く，情報伝達という側面のリスクは高くなる．それぞれのエラーの要因を明らかにして，アクシデントに至らないよう人的・物的環境を整えることが必要になる．

注射業務におけるインシデントやアクシデントは，①インテーク段階のエラー，②注射準備の事前段階のエラー，③注射実施の段階のエラー，④注射実施後の段階のエラーの4つの段階に区分ができる．ここでは，4つの区分について述べる．

① インテーク段階のエラー

医師の注射に対する指示は，患者名・薬剤の種類・薬液量（濃度も含む）・投与方法・投与時間・投与期間・投与速度・投与経路・投与前中後の観察事項などが含まれる．医師は複数の患

●表4-1-1 医師の指示のインテーク段階のエラー

業務上のリスク	リスクを低減させる関わり
医師の指示そのものの誤り	・コメディカルスタッフは，患者の病状を的確に把握し，治療方針に合わせた的確な薬物療法が実施されているか，絶えずモニタリングをする．医師の指示が的確かどうか判断する
医師の入力によるミス	・中毒量を超える指示が出せないようソフトなどを活用．前回と指示が異なる場合は，再度主治医に確認するシステムの導入
医師の手書きによるミス	・薬剤名：ローマ字や略字記載はエラーが多くなる ・薬剤量：類似した数字1と7や0と6など，小数点の位置，単位，回数，投与方法，投与日や時刻，速度などの指示が不明瞭である場合は，必ず指示を出した医師へ直接確認を行う
口頭指示のミス	・薬剤の単位が曖昧になりやすく，そのため複数の規格がある薬剤ではエラーが生じやすい ・投与方法が曖昧になりやすく，実施前に確認が必要 ・ベッドサイド以外の指示は，必ず患者のフルネームなどで確認をする
タイムラグによる指示変更	・指示受けから実施までタイムラグがあると，患者の病状に変化が生じることがある．そのため，医療専門職は，患者の今の病状に対して以前の指示の薬物療法が適切であるかどうかを見極め，医師に報告する必要がある
次勤務者への申し送りの不備	・変更や中止指示は口頭だけでなく，指示書を確認しながら次の勤務者へ申し送りを行う．医師の指示を転帰する際のミスを防ぐ（他の医療専門職が再確認を行うシステムを導入する）

者を受け持ち，患者個々の病状に応じて薬物療法の指示を出している．患者の病状が重かったり，また急変時などその指示の内容は，より複雑化してくる．医師の指示のインテーク段階でのエラーは，他の医療専門職が，そのエラーを発見することさえできれば，アクシデントを未然に防ぐことができる．そのため医療専門職は，病態とEBMに基づいた治療を日々学習していくことが求められる．

〈インテーク段階の留意点〉
☆ 医師の指示受けの段階で，指示の内容確認を行う（曖昧なまま指示を受けない）
☆ 口頭指示を受ける場合は，復唱するなど指示の内容を間違えない
☆ 医師の指示を的確に次の医療専門職へ伝える（転記ミスをしない，申し送りを間違えない）

② 注射準備の事前段階のエラー
　注射業務では，準備段階と実施段階のエラーが多い．薬剤が調整混合されれば，本人も，また他の医療専門職も，誤りを発見することは困難となる．注射業務の多くは，看護職が担うが，その準備の段階は，各医療機関によって大きな違いがある．以下，例を示す．
A：薬局などで，薬剤師が，医師の指示書に基づき薬剤の調整混合をすべて行い，病棟や外来の看護職へ渡す．
B：病棟や外来単位で，決められた業務担当の看護職が，医師の指示書に基づき薬剤の調整混合をすべて行う．
C：病棟や外来単位で，患者担当の１人の看護職が，受け持ち患者に必要な薬剤の調整混合を行い，指示受け・準備・実施を担う．

●表 4-1-2　注射準備の事前段階のエラー

業務上のリスク	リスクを低減させる関わり
必要な薬剤を用意できない	・変更・中止されているにもかかわらず古い以前の指示のまま薬剤の調剤を行う→インテーク段階の不備をなくす ・薬剤の量の読み間違い→指示書の確認だけでなく，リーダーへ確認を合わせて行う ・薬剤の間違い→同じような容器に入っている薬剤の設置場所の工夫，薬剤の名称の類似性による間違いもあるため，患者の病態と必要な薬理作用を考えながら，事前の準備にあたる ・薬剤量の間違い→単位の意味を十分理解する．複数の方法で薬液量を明示することにより，確認方法が多くなりエラーが軽減できる．

作業スペースの問題	・作業スペースが手狭であると，他の患者の処方箋も視野に入り，エラーを招きやすい→十分な作業スペースの確保が望ましいが，スペースの確保が難しい場合は，用意しなければならない対象患者らをいくつかのブロックに分け，そのブロック単位で必要な薬剤を調合する（時間的なロスを生む）．患者ひとりの薬剤を調合し，終了後別の患者の薬剤を調合
プレッシャーによるエラー	・作業中の電話やナースコールなどのタイムラグが生じる，緊急対応が必要な場合のタイムプレッシャーなどを少しでも少なくするよう労働環境全体を整える
与薬の直前の準備のエラー	・点滴ボトルの患者氏名の記入ミスや不明瞭な記載は，他者では判別しにくく，エラーにつながる場合もある． ・投与方法（時間なども含め）が，記入されていないため，誤って投与してしまう→時間帯や投与方法の異なる薬剤を同じ場所に置かない ・輸血セット・一般の輸液セット・微量点滴セットの間違いなど

表4-1-3に間違えやすい医薬品を紹介する．医療過誤や医療事故を防ぐため，病院のシステムとして保存方法や使用方法を総点検することが必要である．ヒューマンエラーを起こしにくい環境を構築することが重要である．

●表4-1-3　間違えやすい医薬品

誤処方による事故，ヒヤリ・ハット報告があった医薬品の組合せ
・アマリールとアルマール　・サクシンとサクシゾン ・タキソールとタキソテール　・ノルバスクとノルバディックス 　頭2〜3文字が同一の薬品
名称類似によると思われる調剤エラーや誤投与のヒヤリ・ハット報告が複数あったもの
・アロテックとアレロック　・ウテメリンとメテルナリン ・テオドールとテグレトール　・プレドニンとプルセニド
投与量のチェックを厳しく行うべきもの
・タキソール，タキソテール，インスリン製剤，小児におけるアミノフィリン
投与方法についての注意喚起を行うべきもの
・カリウム製剤，リドカイン製剤（特にキシロカイン）

出典：『平成16年厚生労働白書』厚生労働省，2004年，p.117から引用

〈注射準備の事前段階の留意点〉
☆　指示された薬剤を的確に選ぶ（薬剤の種類，複数の規格を間違えないなど）
　　　　インスリンの準備を間違えない（種類・単位・与薬時間など）
　　　　カリウム製剤の準備を間違えない（カリウム製剤の与薬方法に関わるエラーは生命を脅かすワンショット禁止の薬剤）

☆　調合を的確に行う（他の患者のボトルへ薬剤を入れないなど）

③　注射実施段階のエラー

　注射実施にはさまざまなリスクがあることを，医療専門職は常に認識しながら薬物療法に携わることが必要である．リスクを少しでも軽減するために，患者自身にもどのような薬物療法が実施されるのかをあらかじめ伝えておき，患者自身もリスク管理に参加できるような関係作りも重要となる．

　多くの医療機関では，前日の夕方から夜間にかけて，明日の検査と注射の説明を行っており，患者自身が「今日は点滴があるとは聞いていない．」と看護師に告げたため，患者誤認による点滴を防ぐことに繋がったという事例もある．

●表4-1-4　注射実施段階のエラー

業務上のリスク	リスクを低減させる関わり
対象間違い	・患者誤認→類似した姓名の場合はエラーを生じやすいため，できるだけ離れた病室にする．原則患者自身に姓名を名乗ってもらい確認することを心掛ける ・薬剤の間違い→複数の患者で複数の薬剤がある場合は，薬剤を間違うことが多い．できるだけ受け持ち制を取り入れることにより，行う与薬の回数や量が減り，目が行き届くようになる
薬剤量の間違い	・慣習や思い込みによる薬剤量の間違い→記憶に頼って与薬を行ってはならない．必ず指示書で確認をする ・実施直前に薬剤の溶解量を誤るや薬剤の量を誤るなどがあり，指示書に基づいた正確な与薬が必要である
薬剤の投与方法の間違い	・ワンショット禁止の薬剤に塩化カリウムがある．塩化カリウムは点滴に混注して使用する薬剤であるが，誤って静脈注射を行ったという報告もある．命にも関わることであるが，経験年数の浅い医療専門職に多いことが報告されている ・また，経管栄養食と中心静脈栄養食のラインの重なりがあり，誤って経管栄養食に注入すべき薬剤を，中心静脈栄養食のラインに注入してしまう事故もあるが，この事故は経管栄養食と中心静脈栄養食のラインを別規格のものを使用することにより，接続ができなくなり，アクシデントを完全に防ぐことができる．
投与時間の間違い	・医療専門職の業務が集中している時間帯の注射業務（たとえば朝食前のインスリン注射）などはエラーが生じやすい．患者自身も，注射の必要性を自覚し，注射が遅い場合は医療専門職に知らせることができるようにするとよい
投与速度の間違い	・手動式の点滴の場合は，計算間違えにより薬液量のエラーが生じやすい．点滴早見表などを活用するなど工夫する．また，体位により点滴の滴下速度に変化が生じやすいため，できるだけ輸液ポンプを用いるとよい
注射部位の間違い	・筋肉注射は，三角筋，中殿筋，クラークの点やホッホシュテッターの部位で実施するが，その他の部位であると神経損傷を招く恐れが高い．また，静脈注射の場合でも神経損傷の可能性もある

〈注射実施の段階の留意点〉

☆ 患者を間違えない(名称類似や同室者などに注意)

☆ 投与方法を間違えない(点滴のボトルへ混注するのか,ワンショットにするのか)

☆ 投与速度を間違えない(手動の場合は要注意)

☆ 機器や器具の正確な取り扱い(エラーを起こすのは人間側が多い)

☆ 決められた部位に対し,確実な手技を用いた注射の実施

> ＊フリーフロー:クランメにより点滴の速度を調節するが,このクランメを開放したまま点滴をしてしまった場合に,急速に滴下することをいう.ポンプから点滴ルートを外す場合などに,クランメを閉め忘れるなどの場合に生じる.
>
> ＊サイフォニング現象:患者とシリンジとの高低差により,点滴が急速注入されることをいう.シリンジポンプを用いた微量点滴は,カテコールアミン類などの重要な薬剤である場合が多く,最悪の状態を避けるために,シリンジポンプと患者はほぼ同じ高さに設定することが必要である.

●表 4-1-5　緊急時に口頭指示で用いることが多い薬剤

カテコールアミン系強心・昇圧薬:ボスミン,ノルアドレナリン,イノバン,ドブトレックスなど
抗不整脈:キシロカイン
心筋梗塞急性期の胸痛発作の鎮痛剤:塩酸モルヒネ

④　注射実施後の段階のエラー

　注射業務は,医師の指示による薬剤投与後も継続される.多くの注射業務は,静脈点滴によるものであり,点滴を施行中,およびその後の観察も重要となる.抗生剤や抗ウイルス剤などの感染症の治療薬や,造影剤などの検査や手術中に用いる薬剤の幾つかは,アレルギー反応を起こすことが多く,アナフィラキシーショックの場合は,迅速な対応が求められる.

　一般にこれらの薬剤は,事前に薬物のアレルギー反応がないかどうかを調べるのであるが,事前の検査では感受性は低いと判断されても,実際に使用した段階でアレルギー反応が強く出現するということもある.そのため,医療専門職は,患者のアレルギー反応の出現の有無を十分観察することが必要となる.

●表 4-1-6　注射実施後の段階のエラー

業務上のリスク	リスクを低減させる関わり
副作用の観察の不備	・副作用のリスクが高い薬剤を使用する場合は,実施後観察が必要.血圧低下や呼吸抑制などは要注意

点滴の皮下漏れ	・末梢からの点滴は，皮下漏れのリスクがある．輸液ポンプを用いる場合は，強制的に輸液を送り込むため，リスクが高い．皮下漏れがあると痛みと腫脹が生じるが，乳幼児・意識レベルの低下・認知症などの場合は，訴えがないことが多く，発見の機会が遅くなるため，十分な観察が必要となる
速度異常	・手動による点滴の場合は，速度を一定に保つことは不可能であるため，綿密な管理が必要な場合は，輸液ポンプを用いる．カテコールアミン類は厳密な輸液量の管理が必要であり，その際はシリンジポンプを用いることが必要となる
輸液ラインのはずれ	・輸液ラインは幾つかの種類があるが，患者自身の体動などにより，ラインの接続部位がはずれるリスクがある．そのため，接続部がロック式になっているものを採用したり，はずれやすい箇所はあらかじめテープなどを用いて補強するなどの事前の対策が必要である
輸液ポンプ操作の間違い	・輸液ポンプやシリンジポンプでは，輸液ラインに気泡が混入するとアラームが鳴る仕組みになっている．気泡を取り除くために輸液ラインをそのまま器械からはずすとフリーフローとなる．確実にクランメを閉鎖することが必要である

〈注射実施後の段階の留意点〉
☆　副作用の十分な観察と迅速な対応
☆　皮下漏れなどの事故の防止（抗がん剤の皮下漏れは皮膚の重篤な壊死を招くため細心の注意）
☆　予定した薬液量が注入されない場合の対応
☆　輸液ラインの管理（輸液ライン抜去やラインのはずれを予防）
☆　的確な輸液ポンプ操作

●表 4-1-7　皮下漏れにより皮膚障害を起こす薬剤

オンコビンやアドリアシンなどの抗がん剤，エフオーワイなどの蛋白分解酵素阻害薬，アレビアチンなどの強アルカリ薬剤，イノバンなどのカテコールアミン系強心・昇圧薬

（2）輸血業務

　輸血業務は，患者の病状の悪化の場合に用いる．直接血管の中に血液を注入するため，安全管理がより重要となる．

① 血液型不適合輸血

　同じ血液型を輸血しなければならないが，誤って血液型が異なる血液を輸血する事故も報告されている．赤血球の特性から血液型不適合輸血は2つに大別できる．輸血時は，開始後5分間は副作用が出現しやすいので，速度をゆっくりとし，ベッドサイドでの観察を十分行う必要がある．輸血後15分間綿密な観察を行う．

〈メジャーミスマッチ〉

　輸血した赤血球が患者の抗体で破壊されることにより，重篤な溶血が生じ，ショックや播種性血管内凝固症候群（DIC）などにより，生命を脅かす．Ex：O型の患者にB型の血液を輸血するなど．

〈マイナーミスマッチ〉

　輸血したO型の赤血球はA型・B型・あるいはAB型の患者の赤血球を破壊するが，その量は微細であるため，血液型不適合輸血であっても重篤な溶血に至ることはほとんどない．Ex：A型の患者にO型の血液を輸血するなど．

② 血液製剤の基本的な取り扱い

　血液製剤は，自己血輸血と他家血輸血とに大別できる．他家血輸血は，すべての血球成分を輸血する全血製剤と，ある一部分の血液成分を輸血する血液成分製剤がある．特に，血液成分製剤は，さまざまな用途別に幾つかの種類に分かれており，現在の病状に対して実施する血液製剤が最善なのかを見極める力も求められる．また，それぞれの血液製剤の効能や効果を熟知するだけでなく，貯蔵方法や有効期限も十分認識し，安全に血液製剤を取り扱うことが必要である．

※Rh血液型不適合輸血もある．

（3）内服与薬業務

　与薬業務の1つであるが，注射業務とは異なる視点が必要である．注射業務の多くは，医療専門職の側によるものであるが，内服は，患者自身が管理することも多く，患者側に要因がある場合も多い．エラーを防ぐ方策は，注射業務と基本的には同じである．

　薬剤科から病棟や外来患者に内服薬が受け渡されるが，1回分あるいは1日分に分けて配分されることもあり，その準備段階でのエラーも生じる．また，主科と他科の連携の不備などにより，同じような作用の薬が重なって処方されることもある．処方箋の日付が異なる場合は，薬剤師はそのエラーを発見しにくいため，患者に薬剤を手渡す最終的な段階で，すべての薬剤に対する確認が必要になる．

2―検査業務

　さまざまな検査を経て，正確な疾患名と治療方向が導き出される．入院患者だけでなく，外来患者が血管造影などの検査を行うことも多い．検査の多くの事前準備は患者に任されている

ことも多く，十分なインフォームド・コンセントが求められる．

●表 4-1-8 検査関連のエラーの発生状況

検査前段階	・検査の絶食の説明不足・理解不足（ご飯は食べなかったがパンを食べた） ・検査前の前処置の準備不足（大腸内視鏡検査であるが，排便が不十分な状態） ・妊娠しているかどうかの確認不足 ・造影剤のテスト忘れ ・検査の指示のミス（特殊な検査や頻度が低い場合のエラー） ・患者への問診の不備（前立腺肥大に対して抗コリン薬を使用して尿閉） ・中止しなければならない薬剤をそのまま使用（ワーファリンカリウムやパナルジンなどの血液凝固に関わる薬剤は要注意） ・器械などのチェックやフイルム類のチェック
検査段階	・患者誤認 ・インスリン負荷など使用する薬剤の使用間違い ・鎮静剤使用中の不穏行動 ・生体検体の取り扱いのミス ・検査台からの転落 ・MRI の禁忌のチェック（金属類はすべて取り外す） ・検査中の急変時の対応

3―人工呼吸器の業務

　人工呼吸器は，術後や急性増悪期などに用いられる他，長期にわたり呼吸管理が必要な神経難病などでも広く使用されるようになった．そのため，医療機関だけでなく，在宅療養においても利用されている．人工呼吸器を使用している患者は，その器械に何らかのトラブルが発生すれば，急速に呼吸不全に陥り，死への転帰を招くことも多い．また，人工呼吸器を使用している多くの患者は，身体機能や意識レベルも低下しており，患者自身がインシデントやアクシデントを知らせることはほぼ不可能である．

　人工呼吸器は，いくつかの異常事態に陥るとアラームが鳴るように設定がされている．アラームは，患者の危機を知らせる大切なサインであり，アラームの設定を解除したり，アラームをオフにすることは，重大な事故を招く要因となる．

●表 4-1-9 人工呼吸器のエラーの発生状況

回路のエラー	・蛇管を医療専門職が意図的に外し，現状復帰が不十分 ・患者のバッキング（激しい咳）とともに回路や気管カニューレが外れる ・患者の体動による回路の外れ ・回路のピンホール（破れ）によるリーク

設定のエラー	・換気回数のエラー ・換気モードのエラー ・気道内圧のアラーム設定のエラー
酸素確保のエラー	・移動中の酸素ボンベの用量不足 ・酸素ラインの接続部のはずれ（中央配置に関するエラー） ・電源のはずれ（コンセントなど）
加温加湿	・加湿器の精製水の補充の不備（空や消毒薬の誤った混入） ・加湿器部分のリーク ・ウォータトラックの排水の不備（水が回路を伝って逆流）

2 SHELモデル演習事例

〈過去の事例から学ぶ〉

　○月○日月曜日 A さん（男性 67 歳）は心筋梗塞のため，冠状動脈に閉塞部位が 3 ヵ所あり本日 CABG（冠状動脈バイパス術）の手術の運びとなる．術前訪問は手術室看護師が金曜日に実施しているが，同看護師は当日は夜勤勤務であった．朝 9 時に手術室入室の予定となっており，同じ時刻に同じ病棟の B さん（男性 74 歳）は肺癌のため右下葉の腫瘍切除の予定であった．

① 病棟から手術室への移送

　午前 8 時 20 分，2 人の病棟看護師は A さんと B さんをそれぞれ病室から業務用エレベーターの中まで搬送し，その後，1 人の看護師は他の業務があったためその場を離れ，看護師 1 人で A さんと B さんを手術室まで移送した．看護師は，手術室看護師への申し送りを実施し，その後の患者引き渡しのときに A さんと B さんを間違えてしまった．B さんの手術室看護師は，A さんに対して「B さんですね．これから肺の手術を致しますね」と呼びかけたところ，A さんは「はい」と返事をした．カルテやレントゲンなどの必要な医療記録は，すべて反対に運ばれた．

フィードバック

事故のきっかけ
・看護師の朝の業務が多忙だったため，本来なら 1 人の看護師が 1 人の患者を移送すべきところを，1 人の看護師が 2 人の患者の移送を行ったこと

業務改善
・業務量に応じての人員確保

- 必ず1看護師1患者移送
- 手術室の同時刻入室を禁止

患者確認
- 患者本人に名前を名乗ってもらう
- 患者を識別するバンドなどの使用（前投薬の前に患者自身が確認する）
- 術前訪問に顔の特徴などの記録を残す

カルテの取り扱い
- 患者のカルテに顔写真を入れる

② Bさんの手術実施

　麻酔科医師は，A氏の背部に貼られていたフランドルテープ（虚血性心疾患患者によく用いられる冠状動脈を拡張する薬剤を塗布してあるテープ）に気づいて疑問に思ったが，患者を取り間違えているとはまったく考えも及ばず，その場でテープをはがした．Aさんにはたまたま同じ部位に腫瘍があったため，術前の所見と大きな矛盾はないと判断し，腫瘍の切除を行い手術を終了した．

フィードバック

疑問点の確認
- 医療行為に関する疑問点はどんなに些細なことでも，他の医療専門職に意見を求め確認する
- 医療専門職間の人間関係の保持（意見が自由に言える）

③ Aさんの手術実施

　複数の麻酔科医師および執刀医が，患者の身体的特徴や検査所見が術前所見と異なることに気づき，議論が行われた．念のため，麻酔科医師の1人が手術担当看護師に指示して，Aさんの病棟に確認の電話を入れさせたが，Aさんは確かに手術室へ行っているという返事があったため，患者取り間違えに気が付くに至らなかった．開胸後，執刀医グループの責任者が検査結果を再検討したが，患者の取り間違えに気が付くことはできなかった．術前検査所見よりも軽度ではあったが病変は認めたため予定通りのCABGを実施した．手術中にBさんへAさんの自己血が輸血されたが同じ血液型だったため大事には至らなかった．

＊大きな手術の場合は，術前にあらかじめ自分の血液を採取しておき，手術中や手術後に輸血する．

フィードバック

手術時の確認
・手術部位の誤認を防ぐためあらかじめマーキングを行う（患者とともに）
・疑問がある場合は，患者識別の徹底を図る
・輸血時の確認（血液型が異なったらより重篤な状態の可能性がある）

④　集中治療室にて医療事故発覚

　術後AさんもBさんもICU（集中治療室）へ入室となった．ICUではそれぞれの担当者がAさんとBさんの入室前訪問を行っており，身体的特徴が異なる点と，術後に見込んでいた体重の相違もみられたため，患者取り間違えの疑いがもたれ，入れ替わりが確認された．

フィードバック

術後の確認
・身体的特徴の把握
・検査データの確認
・申し送りの不審点

家族への援助
・家族への説明
・事実を伝える
・患者への保障

医療機関における練習事例の概要

性別　男性	72歳	施設の種別　循環器管理センター

〈どのようなことが生じたか〉　　アクシデント　　　　　○インシデント

　動脈造影検査のため絶食の指示が出ていたが，食事を摂取して検査に望み，検査中嘔吐を繰り返し，検査時間が予定の2倍の時間になった．

〈検査前の様子〉

　○さんは，腹部大動脈瘤の手術前検査を受ける予定で昨日から入院している．昨日，動脈造影検査については，医師から本人と家族に説明があり，同意書の徴収もすんでいる．看護師は多忙だったため，同席はしなかった．造影剤の検査は外来にて実施している．

　動脈造影検査の前日の夕方に，受け持ち看護師のAさんは，○さんに明日の検査の説明を

行った．「○さん．明日はお腹の血管を調べる検査がありますから，それがすむまで朝の食事はお待ちくださいね」と言って，絶食と書かれた札をベッドサイドに吊るした．

翌日の朝6時に，○さんの採血を，B看護師が行った．○さんは「何の検査かね」と看護師に尋ねた．「肝臓の機能や腎臓の機能を調べる検査ですよ」と看護師は答えた．○さんは「それがお腹の血の検査なのですね」と言うと，B看護師はすこし不思議に思ったが，「はい」と答えた．

7時45分になり，朝食は看護助手が配食をした．看護助手は，その日の延食や絶食を知らせるメモを見ながら配食をするが，その当日はメモがなく，看護助手は，延食や絶食に該当する患者はいないと判断し，すべての患者に配食を行った．看護助手が○さんの部屋に朝食を運んだ時は，絶食と書かれた札は反対になっており，看護助手は○さんが絶食であるということに気がつかなかった．○さんは検査が終了したと思い込み，出された朝食をすべて完食した．

〈検査を受ける〉

○さんが朝食後寛いでいるところへ，妻が訪室した．妻は「思ったよりも遅くなって……もうそろそろ順番かしら……」と言った．○さんは医師から説明された動脈造影検査があることを思い出した．○さんが床頭台に置いてあった牛乳を飲もうとしたら，妻が「食べたり飲んだりはダメと言われたじゃないですか」と叱咤した．○さんは，そういえば絶食を言われたけれど，食事は配膳されたし……と考えている所へ看護師のCさんが検査の前処置のために訪室した．急いで着替え，準備をしているうちに，○さんは食事のことは脳裏から消え去った．○さんは妻の見送りを受けながら，ストレッチャーで検査室へ入室した．

〈検査中〉

予定時間に始まった○さんの動脈造影検査は，バイタルサインも安定しており，動脈へのアプローチの確保も順調であった．しかし，造影剤注入後，悪心・嘔気を訴え，嘔吐を繰り返した．そのため，検査が一時中断となった．吐物には食物残渣が多く，朝食を摂取していたことが明らかであった．薬物療法にて，悪心・嘔気・嘔吐は軽快したが，血管撮影を終えるまで通常の2倍の時間がかかってしまった．また，ヘパリンを多量に使用したため，カテーテル抜去後の動脈圧迫の時間も長くなった．

参考文献
NPO法人『日本医療ソーシャルワーク研究会：医療福祉総合ガイドブック』医学書院，2006年
細田満知子『「チーム医療」の理念と現実』日本看護協会出版会，2003年
川村治子『ヒヤリ・ハット11,000事例によるエラーマップ完全本』医学書院，2007年
川村治子『医療安全』医学書院，2009年
小木曽加奈子・伊藤智佳子『介護・医療サービス概論』一橋出版，2007年

厚生労働省『平成16年厚生労働白書』ぎょうせい，2004年
藤崎郁・長谷川万希子ら『看護学概論』医学書院，2007年
藤崎郁・川村治子ら『基礎看護技術Ⅰ』医学書院，2007年
有田清子・尾崎章子ら『基礎看護技術Ⅱ』医学書院，2007年
河野均也・西崎統『検査値の読み方・考え方』総合医学社，2001年
宮崎和加子『在宅ケアにおけるリスクマネジメントマニュアル』日本看護協会出版会，2003年
中島和江・八田かずよら『クリニカルリスクマネジメントナーシングプラクティス』文光堂，2003年
土屋八千代・山田静子ら『看護スタッフのための医療事故防止教育ガイド』日総研，2002年
土屋八千代・宮岡久子『看護事故を予防する　その視点とアセスメント事例集』医歯薬出版，2003年
土屋八千代・山田静子ら『看護事故予防学』中山書店，2003年
鈴木みずえ『転倒・転落・骨折を防ごう！』日本看護協会出版会，2007年

● 第2節

施設における
リスクマネジメント

1 療養生活に関するリスクマネジメント

1 ― 転倒・転落

　療養生活では，転倒・転落に関するインシデントとアクシデントが最も多い．患者の疾患としては，脳血管疾患が最も多く，次いで認知症が多いことがさまざまな先行研究から明らかになっている．転倒・転落は医療・福祉専門職の視野の外で発生することも多く，事前に転倒・転落のリスクをアセスメントすることが重要となる．

　転倒・転落のリスクが高い患者としては，乳幼児・身体機能が低下（片麻痺などの脳血管障害）している者，認知症高齢者であるが，統計的には何らかの身体疾患を有する高齢者が多い．

　それぞれの療養生活の場によって，異なる特性がみられ，医療機関では，夜間排泄に関わる転倒・転落が多い．施設における調査は希薄であるが，排泄行動以外の転倒・転落も多く，時間帯も活動時間に多い傾向がある．医療機関では，医療・福祉専門職が介入しない転倒・転落が多い．医療機関ではひとりで歩ける患者の転倒が比較的多いため，事前に表4-2-2のような「転倒・転落アセスメント・スコアシート」などを活用することが必要である．

　一方，施設では，身体機能が低下している利用者の移乗介助のために，医療・福祉専門職が直接介入することが多く，ベッドサイドにおける介助場面での転倒・転落の多さにつながり，昼間の活動時間にインシデントやアクシデントが増加するという結果になる．

　施設介護における寝食分離の実現には，全く自力で動くことができない利用者であっても，食事の時には食堂などへ行く必要があり，そのため，施設においては安全な移乗介助を保障するために，全介助の場合は2人介助を基本として，体格や体重が大きいときには，3人で介助するなどの工夫を行っている．ただし，医療機関に比べて利用者に対するスタッフ数は少なく，また，介護施設の多くは人手不足があり，危険であるということを現場は認識しつつ，1人介助で全介助を行うことも多い現状がみられる．

第4章 療養の場におけるリスクマネジメント

● 表 4-2-1　転倒・転落アセスメント・スコアシート

分類	合計点	特徴	上限スコア	/	/	/	/
A　年齢	2	70歳以上は2点	2点				
B　性別	1	男性は1点	1点				
C　既往歴	2	転倒・転落をしたことがある	1点				
		失神したことがある	1点				
D　感覚	1	視力障害がある，または聴力障害がある	1点				
E　機能障害	3	麻痺がある	1点				
		しびれ感がある	1点				
		骨や関節に異常がある（拘縮，変形）	1点				
F　活動領域	3	足の弱りなどで筋力の低下がある	1点				
		車椅子・杖・歩行器を使用している	1点				
		移動に介助が必要である	1点				
G　認識力	4	見当識障害，意識混濁，混乱がある	1点				
		認知症がある	1点				
		判断力，理解力の低下がある	1点				
		不穏行動がある	1点				
H　薬剤	7	鎮痛剤の使用	1点				
		麻薬剤の使用	1点				
		睡眠安定剤の使用	1点				
		抗パーキンソン剤の使用	1点				
		降圧利尿剤の使用	1点				
		浣腸緩下剤の使用	1点				
		化学療法使用	1点				
I　排泄	12	尿・便失禁がある	2点				
		頻尿がある	2点				
		トイレ介助が必要	2点				
		尿道カテーテル留置	2点				
		夜間トイレへ行く	2点				
		居室からトイレまで距離がある	2点				

出典：『厚生労働省医療安全対策検討会議報告書』pp.103-104，じほう，2002年を一部改変

〈転倒・転落アセスメント・スコアシートの判断基準〉
危険度Ⅰ（0〜5点）転倒・転落を起こす可能性があるレベル
危険度Ⅱ（6〜15点）転倒・転落を起こしやすいレベル
危険度Ⅲ（16点以上）転倒・転落をよく起こすレベル

（＊0〜35までの点数配分）**合計点** _____

● 表 4-2-2　転倒・転落の発生状況

介入下	ベッドから車椅子へ移乗，浴室での移乗，体位変換や清拭中の転落，柵の設置の不備（乳幼児も），車椅子操作の不備（ブレーキ忘れ），検査台や処置台からの転落，ストレッチャーの操作不備，見守りを怠る，車椅子からずり落ちなど
非介入	患者の自力行動中の転倒（排泄に関わることが多い），認知症，意識消失発作など

転倒・転落アセスメント・スコアシートは，入所時から継続して測定することが必要であり，危険度が増した場合は，なぜ危険度が増したのかを把握することも必要である．

2—誤嚥

療養生活では，転倒・転落に次いで誤嚥が多い．誤嚥事故は，軽微なものから命を失う窒息事故まで幅広いレベルであり，医療・福祉専門職は，アクシデントに至らないように細心の注意を払う必要がある．嚥下には表4-2-3のように3つの段階がある．

●表4-2-3 嚥下機能の3相とその発生状況

第1相	口腔咽頭相	意識的に食物を砕き，下で唾液と混ざった食塊を，舌を使いながら咽頭腔へ送り込む時期
		・食欲のない状況で無理に食べさせる ・スピードが速い食べ方，一気に食べる（認知症に多い） ・丸呑みをするような食べ方 ・咀嚼能力に見合わない食物の形状（おもちやカステラなど注意） ・盗食などであわてて食べる
第2相	咽頭食道相	食塊が咽頭に触れると，不随意的に食道に送られる．このときに，食塊が気管に入らないように，反射的に喉頭蓋が閉鎖する．そのため，呼吸運動も一時的に停止し，無呼吸の状態となる．
		・嚥下が完了しないうちに次の食物を口に入れる ・一度に口腔に入れる量が多すぎる ・臥床させたまま，あるいは上を向いた状態での飲食 ・食事中の注意力散漫 ・かまずに飲み込み喉につまらせる
第3相	食道相	不随意的に，食塊が食道の入り口から胃の噴門に入る．
		・食道に何かが引っかかったように感じる

誤嚥によって，誤嚥性肺炎を招くこともある．そのため，できるだけ誤嚥物を早期に取り除くことも重要となる．患者自身が咳をすることができる場合は，できるだけ大きな咳をさせ，背部を下から上へ叩きながら喀出を促す．また，吸引器やハイムリック法を活用しても良い．

誤嚥時の肺炎予防としては，日頃から口腔ケアを充実させ，口腔内の細菌を低減させることが必要となる．

また，摂食・嚥下機能アセスメント・スコアシートを活用し，リスクの把握をすることで，具体的な対策が立案できる．

● 表 4-2-4 摂食・嚥下アセスメント・スコアシート　　　　該当する箇所に○をつける

アセスメント項目		チェックポイント	とても良好な状態(1点)	正常な状態(2点)	やや不良な状態(3点)	とても不良な状態(4点)
A 食欲の状態	食欲 流動状態 生活習慣 姿勢	呼吸状態, 顔色, 痰の量, 喘鳴, 肺雑音, 発熱がないか				
		食欲はあるか				
		食事環境はよいか（机の高さなど）				
		食事の体位はとれているか（前傾・前屈）				
		姿勢の保持はできるか				
		精神的問題はないか				
B 食べ物の認識の状態	食べ物の認識	意識がはっきりしているか				
		理解力はよいか				
		スプーンなどが口唇に触れると開口するか				
		食べ物を認識できるか				
		食べ物を選択できるか				
		1回に口に入れる食べ物の量が適量か				
C 口への取り込みの状態	上肢運動 開口障害の有無 口への取り込み	上肢の運動に問題がないか				
		巧緻性（動きのなめらかさ）はよいか				
		開口状態はよいか				
		表情で額の皺・口角の左右差はないか				
		口唇が閉じられるか				
		口唇音の発音ができるか（マ行・ハ行, パ行）				
		口唇から唾液が漏れないか				
		口から食べこぼしがないか				
D 咀嚼と食塊形成の状態	口腔内の状態 歯牙の状態 口腔内の清潔 唾液分泌の状態 顎関節・咀嚼筋・ 顎関節による 上下・回旋運動 舌の運動障害は あるか	歯牙があるか				
		義歯が合っているか（ない場合は4点）				
		口腔粘膜の問題はないか				
		口臭がないか				
		口腔内の乾燥はないか				
		下顎の上下・回旋運動ができるか				
		かむことができるか				
		舌の突出後退, 口蓋につけることができるか				
		舌で口唇をなめることができるか				
E 咽頭への送り込みの状態	咽頭通過 口腔知覚障害 舌の運動障害	飲み込みに時間がかからないか				
		口の中に食べ物を溜め込んでいないか				
		上を向いて飲み込んでいないか				
F 咽頭通過・食道への送り込みの状態	嚥下反射 嚥下反射の減弱 喉頭挙上不全は あるか 食道への送り込み	水分でむせていないか				
		食べ物でむせていないか				
		食後に咳がないか				
		喉に食べ物の残留感がないか				
		食後に声が変わらないか				
		喉がゴロゴロしていないか				
		痰の量が増えていないか				
G 食道通過の状態	食道通過 胃食道逆流	胸やけがないか				
		飲んだ物やすっぱい液が喉に逆流していないか				
		就寝中に咳がないか				

2　SHEL モデル演習事例

施設における練習事例の概要

性別　　女性	92歳	施設の種別　介護老人保健施設
要介護度　3	認知の程度　長谷川式6点	日常生活自立度判定基準　ランクJ－2
ニーズの状態：フェルト・ニード			
上記をどのように判断したか 部屋の隅で放尿をしてしまうことがある．トイレが分からず困っているが，それを他者に伝えられない．			

〈どのようなことが生じたか〉

　利用者がしゃがんだ姿勢から立ち上がろうとして，床が濡れていたため転倒し，大腿骨頸部骨折を起こし，救急車で運ばれた．

〈利用者の身体機能の特徴〉

　ゆっくりだが自力歩行可能．四肢の麻痺はない．認知力の低下が著しく，すべての生活動作に支援が必要．いつもスリッパをはいている．

〈場面について〉

　夜間11時頃，廊下の曲がり角辺りでアクシデントが生じた．小さなミニ図書館となっている一角であり，150cmほどに成長した「幸福の木」の鉢植えが置いてある．ベンチタイプの3人用の椅子も設置してある．○さんは夜間になると部屋から外へ出て，徘徊をすることが多く，この日も夜11時の巡回にてAスタッフが○さんの徘徊を見つけた．○さんは植木の影でしゃがみ込んでおり，一見してズボンが濡れていることがわかった．

〈どのような関りの中〉

　○さんの様子を遠くから見つけたAスタッフは思わず，「そんなところでおしっこしちゃだめじゃない」と大声をかけた．○さんは慌てた様子で，立ち上がろうとしたが，足元が尿で濡れていたため，その場で転倒をし，右腰部を強く打ってしまった．○さんは大きな声で右腰部に強い痛みを訴えた．Aスタッフは○さんのそばにすぐに駆けつけ，○さんを抱き起こそうとしたが，痛みのためか立ち上がれなくなった．○さんは小刻みに震えていた．

〈どのような対応を行ったか〉

　Aスタッフは，立ち上がれなくなった○さんに「すぐ戻るから」と声をかけ，他の援助者を呼びにいった．しかし，他の当直者は入所者のナースコールの対応をしており，ステーションには不在だった．そのため，他のケアスタッフではなく，当直をしている生活相談員とともに○さんの元へ戻った．この間約5分が経過した．○さんは何度か立ち上がりを試みた様子であった．ズボンの部分だけの尿汚染は顔から全身に至っていた．アセスメントの結果，受傷後ただちに起立が不能となったことと，下肢の短縮がみられたため，骨折の可能性が高いと判断して，救急車で緊急病院を受診した．

〈その後〉

　○さんは大腿骨頚部骨折の内側骨折と診断がされ，温存療法が選択された．入院中に身体機能が低下して，施設へ戻ってきたときは，寝たきりの状態であった．その後，○さんが部屋を出て行く時に，他のフロアーのBスタッフが目撃をしていたことがわかった．

参考文献
（1）鈴木みずえ監修『転倒・転落・骨折を防ごう！』日本看護協会出版会，2007年
（2）川村治子『ヒヤリ・ハット11,000事例によるエラーマップ完全本』医学書院，2007年
（3）川村治子『医療安全』医学書院，2009年
（4）『厚生労働省医療安全対策検討会議報告書』じほう，2002年
（5）小木曽加奈子・伊藤智佳子『介護・医療サービス概論』一橋出版，2007年
（6）厚生労働省『平成16年厚生労働白書』ぎょうせい，2004年
（7）藤崎郁・長谷川万希子ら『看護学概論』医学書院，2007年
（8）藤崎郁・川村治子ら『基礎看護技術Ⅰ』医学書院，2007年
（9）有田清子・尾崎章子ら『基礎看護技術Ⅱ』医学書院，2007年
（10）河野均也・西崎統『検査値の読み方・考え方』総合医学社，2001年
（11）小原淳・高杉紳一郎ら『最新転倒・抑制防止ケア』照林社，2003年

第3節

在宅療養におけるリスクマネジメント

1 在宅療養に関するリスクマネジメント

　医療機器の発達により，さまざまな医療サービスが在宅においても継続的に利用できるようになった．しかし，ケアの多くの担い手は医療・福祉専門職ではなく，患者本人や家族である．そのため，患者や家族に対する教育を充実させる必要性が高い．在宅療養においては，患者や家族のさまざまな人間関係の調整の必要性も大きく，患者だけでなく家族との信頼関係（ラポール）も築き，さまざまなリスクを早期に察知できるよう，努める必要がある．

　また，在宅ならではのリスクとして，患者の居宅を訪問する場合は，医療・福祉専門職が1人でケアを担当することが多いことだ．緊急時における人材の確保も大きな課題となる．

在宅におけるリスクマネジメントの特性

① インシデントやアクシデントが生じた場面では，医療・福祉専門職は自分ひとりであり，他のスタッフからの応援を得ることができにくい．
② インシデントやアクシデントに対応するための，人手を自分ひとりで確保しなければならないことが多い．
③ 地域を移動しながら医療サービスを提供するため，交通事故の発生リスクが高い．
④ 利用者に対する情報が希薄な状態であり，アセスメントに熟練を要する．
⑤ 事業所など小規模単位で在宅療養における医療サービスを提供する場合は，新しい技術や知識の構築が難しい．
⑥ 家族や親戚を含め，さまざまなトラブルに巻き込まれやすい．
⑦ 医療・福祉専門職ひとりで訪問することが多いため，セクハラや暴力などの被害者になる恐れがある．
⑧ 盗難などの日常生活に起こりうるアクシデントの可能性がある．
⑨ 利用者がひとり暮らしなどでは，利用者の自殺や不審死に遭遇することがある．

1—経管栄養

　脳血管障害などでは，経口摂取が困難になる場合も多く，その際に経管栄養が選択されることもある．在宅療養では，管理のしやすさから胃瘻が選択されることが多い．胃瘻は胃に直接栄養物を注入するが，さまざまな管理上の留意点があり，訪問時は十分な観察が求められる．胃瘻造設の多くは，入院または外来にて手術を行う．上部消化管内視鏡を用いて胃内腔を観察しながら，腹壁より皮膚—胃前壁を貫通し，胃に直接カテーテルを留置する方法である．また，直接腸にカテーテルを留置する腸瘻もある．

●表 4-3-1　胃瘻栄養におけるトラブル発生状況

日々の管理	・バルーンの抜去（自己抜去　自然抜去など：比較的短時間に胃瘻孔が閉鎖するため，家族にも挿入方法を指導する．緊急訪問の対象となる） ・カテーテルの腐食（胃液などによる溶解） ・胃瘻孔のトラブル（発赤，びらん，水泡など） ・カテーテルの汚れ（栄養剤や薬を注入後は 30〜50 ml の水を注入する：フラッシュ，栄養剤を入れる容器の清潔を保つ） ・カテーテルの交換（1〜3 か月ごとを目安とし，医療施設で行う）
注入	・腹部膨満感や嘔気・悪心・嘔吐などの出現 ・腐敗した流動食（できるだけ使い切る） ・注入速度の不備（下痢にもなる） ・注入物の温度

2—在宅酸素療法（Home Oxygen Therapy：HOT）

　慢性呼吸器不全である肺気腫では，肺が過膨張となり，換気不全に陥るために，長期にわたり酸素療法が必要となる．在宅酸素療法は入院中から機器の取り扱いなど多岐にわたって患者教育を行うが，退院後病状安定までは訪問看護などを利用することが多い．

●表 4-3-2　在宅酸素療法におけるトラブル発生状況

装置トラブル	・酸素濃縮装置などの設置場所 ・停電の際の装置の整備（酸素ボンベの定期的な点検：残流量の確認） ・装置トラブル時の連絡先の間違い（装置のトラブルは直接業者へ）
病状管理	・火傷や火事（酸素療法中は酸素から最低 2 m は火気厳禁，調理用具の変更） ・加湿器の精製水の補充の不備 ・呼吸器不全（気道感染や流量の勝手な変更）

3―膀胱留置カテーテル

　医療機関や施設においても，膀胱留置カテーテルは，さまざまな場面で使用される安全性の高い簡便な医療用具の1つである．しかし，在宅療養では，医療・福祉専門職が24時間体制で管理を行っているのではないため，異常時の判断を患者や家族に教育することが大切である．また，男性の高齢である利用者の場合，前立腺肥大症を合併していることもあり，カテーテルの挿入が困難な場合もある．男性の膀胱留置カテーテルの交換によって，尿道を傷つけ大量出血を招き死に至った事例も報告されている．

●表4-3-3　膀胱留置カテーテルにおけるトラブル発生状況

管理上のトラブル	・自己抜去（バルーンによる尿道損傷） ・浮遊物やコアグラによるカテーテル閉鎖 ・感染（尿道口周囲，カテーテルと蓄尿袋の接続部・排液管などから） ・逆行性感染（膀胱洗浄，蓄尿袋の位置など） ・飲水量の不足

4―感染症

　在宅療養ではMRSA（メチシリン耐性黄色ブドウ球菌）や疥癬などの感染症の利用者もいる．いずれも人から人への直接感染であり，接触により感染が広がることが多い．医療・福祉専門職は，感染の媒介者とならないよう細心の注意を払う必要がある．訪問時は液体石鹸・ペーパータオルと手指消毒用アルコールを持参することをこころがけたい．
　また，結核に罹患している利用者も多いため，定期的に職員健診を行い，異常を早期に発見する事が必要である．

訪問時の手洗い方法

① 利用者または家族の許可を得て，手洗いを行う許可を得る．
② 流水と持参した液体石鹸を使い15～30秒を目安に手指の間までしっかりと洗う．
③ 流水で十分洗い流す．
④ 持参したペーパータオルで水分を十分拭き取る．
⑤ 必要に応じて，手指消毒用アルコールを用いる．

> 家族への指導

① 利用者に接する前後は手洗いとうがいを行う．
② できるだけ毎日居室の清掃をする．
③ 利用者が触れることが多いベッド柵などはアルコールで定期的に拭く（できれば毎日）
④ 寝巻きやシーツ類は毎日交換する．
⑤ 食事後の食器類は通常の洗浄でよい．
⑥ 汚物は，新聞紙などでくるみ，ビニールを2重にして廃棄する（医療・福祉専門職が行った場合は事務所へ持ち帰る）

●表 4-3-4　感染症のリスクと対応

MRSA	・MRSA の除菌を行う（日光消毒など） ・乳幼児などへの感染予防（大きな手術後などの免疫力が低下している場合は感染しやすい） ・訪問はその日の一番最後とし，専用ガウン・ディスポ手袋が必要である．ただし，保菌者であり，発病していない場合は，専用ガウン・手袋は必要ない
疥癬	・手指・指間の観察により早期発見 ・清潔の保持（シーツや寝巻きなどは毎日交換） ・寝具などの日光消毒 ・軟膏塗布を十分に行う（疥癬虫であるヒゼンダニは，軟膏が塗布されていない箇所へ移動できる） ・健常者でも感染する ・訪問はその日の一番最後とし，専用ガウン・ディスポ手袋が必要である．

5 — 交通事故

　在宅療養への支援・援助のためには，さまざまな地域に自動車を用いて訪問をすることとなる．それぞれの医療機関や福祉機関では専門の訪問車を設置しているが，訪問介護の場合は，介護者自身の車で訪問することも稀ではない．細心の注意を払って医療・福祉専門職が車を運転していても，自動車事故をすべて回避することはできない．雨天時やタイムプレッシャーがある時は，通常よりさらに安全運転をこころがけたい．医療・福祉専門職は，加害者でなく，被害者になる場合もある．そのため，軽微な怪我の場合でも，医療機関を受診し，必要な検査や治療が受けることが大切である．

　また，診断により休養が必要と判断された場合には，治療費や休職中の経済的な保証も確保することが大切である．勤務中・通勤途中の場合は，労働災害の認定を受けられることも多い．

●表 4-3-5　自動車事故に対する状況

乗車中	・対向車と接触（利用者乗車中や医療・福祉専門職のみ）などの軽微な事故でも必ず事故証明書を交付してもらう ・歩行者との接触（対人事故への備え）
駐車中	・駐車禁止の場所で駐車したために駐車違反（駐禁免除の申請忘れ，ステッカーの設置忘れ） ・駐車中の訪問車に置いた貴重金が盗まれる
事故後	・生命を救済する活動が最も優先度が高い ・事業者の管理責任者が主に事故の対応を行う

●表 4-3-6　事故対応の一例

① 事故の相手方・利用者など，救命が必要であれば緊急処置を施行（ただしトリアージ）．必要に応じて救急車の手配．事故の状況によっては，救急車で同行する場合もある
② 事故の種別を把握する（人身事故・器物損傷・その他）
③ 警察に連絡（軽微な事故でも保険を使用する場合が多いため，必ず事故証明書を交付してもらう）
④ 所属の管理責任者へ連絡を行う
⑤ その車が加入している自動車保険の担当者へ連絡（管理責任者からの場合も多い）
⑥ 相手側がいる場合は，連絡先を聞いておく
⑦ 事故報告書を決められた形式で提出
⑧ その後のフォローアップ

2　SHEL モデル演習事例

在宅における練習事例の概要

性別　男性	86歳	家族構成　78歳の妻と2人暮らし
要介護度　5	認知の程度　　測定不能	日常生活自立度判定基準　ランクC－2

〈どのようなことが生じたか〉

　3ヵ月前から，胃瘻造設にて栄養摂取を行っている．在宅での介護は高齢の妻が行っている．夜間胃瘻のカテーテルが自然抜去し，そのまま放置してしまったため，胃瘻が閉鎖してしまい，再手術を要した．

〈利用者の身体機能の特徴〉

　広範囲の脳梗塞で，高度な嚥下機能障害があり，胃瘻にて栄養摂取をしているが，ゼリーを1日2〜3口食べることができる．スプーンを口元へもっていくと口をあけることが多い．意思疎通はほとんどできない．

〈場面について〉

　夜間 11 時頃, 妻が就寝するまえに○さんの様子を見たときに, 胃瘻造設部位からカテーテルが抜けていることに気がついた.「カテーテルが抜けたらすぐに連絡をして欲しい」と訪問看護師が言っていたことを覚えていたが, 妻は, 以前入院中に夫が経鼻経管カテーテルを利用している際に, 夕食後の薬を注入後に, 看護師がカテーテルを抜去し,「次の朝また管を入れますね」と言ったことを思い出し, 夜間に訪問看護ステーションに連絡することをためらい, 次の日に連絡しようと考えた.

〈どのような関りの中〉

　夜中の 2 時, 巡回型の訪問介護の予定された時間に, 入社して間もない A 介護福祉士が訪れた. A 介護福祉士は, ○さんの訪問ははじめてであった. 予定されていた介護サービスは, おむつ交換と体位変換であり, 予定通りのケアを実践して, ○さんの居宅を後にした.

〈どのような対応を行ったか〉

　A 介護福祉士が持参していた, ○さんのカルテには胃瘻造設にて栄養摂取を行っているという情報が記載されていたが, 実施する介護サービスの内容の部分にしか目を通さなかったため, おむつ交換と体位変換を行っている時には, 胃瘻があることすら, 認識できなかった.

〈その後〉

　翌日, 妻は訪問看護ステーションに電話をかけ, 胃瘻造設部位からカテーテルが抜けたことを知らせた. そのため, 緊急訪問にて○さんの胃瘻部位状態を観察したところ, 胃瘻部位は閉鎖しており, カテーテルを再挿入することはできなかった. そのため, 再度入院をし, 胃瘻造設術を行うこととなった.

3　地域との連携

1―社会保障の活用

　社会保障は「社会保険」「公的扶助」「社会福祉」の 3 つの分野に大別できる.
　社会保険は, 国民があらかじめ保険料を収めて, 医療サービスや介護サービスを必要なときに利用でき, また保険料を収めることによって老齢年金や障害者年金を受給できる仕組みであ

り，私たちの生活のなかで最も身近なものである．これは保険料を納めた人（加入者）を対象に，一定の事故（ここでいう事故とは，保険の給付が受けられる状態になった原因のこと）に対する給付をいい，その保険加入者が貧困に陥ることを防ごうとする政策上の制度である．ただし，保険料を支払っていなければ，利用ができない制度でもある．たとえば介護保険制度があっても，介護保険料を支払っていなければ，介護保険上のサービスを利用できない．

「公的扶助」の1つである生活保護は，国民の最低限度の生活を保障する制度であり，その拠出金はすべて公費である．日本国民であれば，「健康で文化的な最低限度の生活を営む権利」が保障されており，その根底を支えるのが生活保護法である．受給に対しては全額税金で運営されるため，ミーンズテスト（資力調査）が課せられる．生活保護は最後の受け皿といわれるように，その人の持っているお金や資産，能力を総動員した上で，なおかつ足りない部分だけ補うということが原則となっている．生活保護の扶助は8つの分野に分かれているが，医療扶助や生活扶助の利用が多い．

「社会福祉」にはさまざまなものが含まれるが，根拠となる法律としては，社会福祉法，児童福祉法，老人福祉法，身体障害者福祉法，母子及び寡婦福祉法，知的障害者福祉法などがある．それぞれの法律により制度的な枠組み，提供されるサービスの内容，援助提供の手続きなどが大きく異なる．

これらの利用のためには，医療秘書・MSW（医療ソーシャルワーカー）・PSW（精神科ソーシャルワーカー）が担当することが多い．社会保障は憲法が規定する患者や家族の生活を支えるセーフティーネットである．患者や家族の権利として，適正でまた効果的に活用できるよう支援することも医療・福祉専門職の大きな役割である．医療・福祉専門職は患者や家族のサポート役として，これらの概要を熟知する必要がある．

社会保障を利用するに際し，表4-3-7に優先順位を示す．

＊ミーンズテスト：我が国の公的扶助の代表的な生活保護法の利用において，申請者の受給資格を判定するために行われる調査のこと．実際にある貯金や資産活用の能力などが調査の具体的な内容となる．個人の生活内容まで調査しなければならず，スティグマ（他者や社会集団によって，個人に押しつけられた負の烙印）がつきまとうので，ミーンズテストは民主的な立場のもと，個人の尊厳を守りながら実施する必要がある．

＊シビルミニマム：地方自治体が，都市社会など市民生活に対して保障すべき政策基準をいい，ある程度文化的な生活を指す．国が保障すべき国民の最低生活水準を意味するナショナルミニマムに対比させられることが多い．

実際の活用にあたっては，患者や家族のさまざまな条件や給付内容によって順位は異なるケースもあるが，医療・福祉専門職としては，基本的な社会保障の枠組みを理解することが大切である．

　社会保険が強制加入であるのに対して，民間保険は任意加入であるが，現在は多くの人々が，民間保険にも加入している．民間保険は，個人の希望と支払い能力によって，保険内容は大きく異なる．今後は公的な社会保障が希薄化する可能性が高く，民間保険はシビルミニマムのためにも更なる充実が求められる．

●表4-3-7　社会保障制度間の優先順位

順位	社会保障制度の種類	具体的な内容	具体的な社会保障
1位	損害賠償	加害者が直接責任を負って，被害者に対して，直接の損害賠償を払う形態．民法上の責任の範囲となる．	自賠責保険など
2位	業務災害補償	業務に起因する傷病に対して，補償的に行われるもの．	労災保険，公務員業務災害補償法など
3位	社会保険	加入者が将来の事故に備えて加入している保険	健康保険，国民健康保険，介護保険，船員保険，各共済組合，厚生年金，国民年金など
4位	社会福祉	国民が生活していく上で不足するものを補い，よりよい生活のために活用するもの	児童福祉法，老人福祉法，障害者自立支援法など
5位	公的扶助（生活保護）	さまざまな社会資源を駆使しても，最低限度の健康で文化的な生活を送ることが困難な場合に，その水準に達するように活用する最終的な社会保障制度．	生活保護法など

2―地域支援の必要性

　なんらかの治療や日々の療養が必要な状態であっても，医療改革や介護保険の改正によって，在宅で暮らすことを選択する人が，今後はより多くなるであろう．その背景は一様ではなく，QOLの高い生活を望んで在宅療養を選択するばかりではなく，適切な受け皿がないために消極的に在宅での生活を選ぶこともある．これは2006年4月からの介護保険制度の改正および医療制度改革により，さまざまな介護施設の利用が難しくなってきたことが背景としてある．また，ホテルコストとして居住費や食費を介護保険以外に支出することは，年金が十分でない高齢者世帯の経済を大きく圧迫し，退所せざるを得ないことへもつながっている．社会的弱者として経済基盤が十分でない場合は，選択肢が存在しないという実情が潜んでいる．

　どのような事由があったとしても，また，なんらかの援助が必要な状態になったとしても，時代の流れは，なじみのある地域で，住み慣れた自宅で暮らすということへ動いている．在宅

で福祉や介護を利用する機会が多くなるが、これは福祉職が中心となって「地域福祉」という枠組みのなかで行うことではない。関連するすべての職種がその専門性を生かし、患者や家族が地域のなかでどのようなサービスを利用することができるのかを見極めながら、地域の社会資源の活用や創設などをしていく必要がある。「地域自立支援」とは生活者1人ひとりがその身体的・精神的・文化的などの状態によって、自分自身の生活スタイルを自己決定し、自己の実現を図ることであると考えられる。このように考えると、地域支援はさまざまな専門職がかかわるということが理解できる。

医療・福祉専門職は、なんらかの医療サービスを活用している生活者を主な対象とするが、健康である人々に対しても、健康の保持増進に携わることが必要である。身体的・生活的・社会的・経済的な側面をトータルに把握し、さまざまな課題を認識することが重要となる。そのため、医療という側面だけでなく、患者を中心とし多方面からの情報を得て、的確なアセスメントが必要となる。2001年、世界保健機構（WHO）は、すべての人を捉えるさまざまな職種の共通用語として、「国際生活機能分類（International Classification of Functioning, Disability and Health）（以下ICF）」を提唱した。ICF分類の目的は「健康状況と健康関連状況を記述するための、統一的で標準的な言語と概念的枠組みを提供することである」（障害者福祉研究会編『ICF国際生活機能分類—国際障害分類改訂版—』中央法規出版, p.3, 2003年）ICFによる生活機能とは「心身機能、構造、活動、参加の全てを含む包括用語」であり、今後の医療サービスにも必要な概念である。

疾病や傷病によって、今までの生活スタイルを大幅に変更せざるを得ない状態となることも多い。安心して在宅での生活を続けられるように環境を整えることも、医療・福祉専門職にとっては重要なことである。それは単に患者に訪問看護や訪問介護を利用していただくという短絡的な内容ではない。それぞれの専門職が決められた専門範囲を援助するのではなく、専門分野を超えて地域における医療・福祉の分野の総合的な相談体制が重要となる。医療サービスを利用する対象者の場合は、最初の窓口的な役割をする多くの場合が医療専門職であることを忘れてはならない。

3―インクルージョン

インクルージョンは、今や社会福祉全分野がめざす目標概念である。地域福祉の理念としては、バンク-ミケルセンが1951〜1952年に発足した知的障害児・者の親の会がきっかけとなって提唱された「ノーマライゼーション」がある。障害があっても人としての権利が実現するような社会の状態を、作り出しておかなければならないという理念である。

インクルージョンとは、もともとは障害者教育の分野から提示された言葉であり、特別なニ

ーズをもつ子どもたちを分離したり排除したりせずに，それぞれの子どもに必要な対応を行うことをめざした考え方である．障害の有無などにとらわれることなく，一人ひとりに必要な援助を保障した上で，すべての人を社会の構成員として包み支えあうことである．

なんらかの健康障害に対して医学的な管理が必要であり，行動制限や参加制限がある在宅療養中の患者も多い．どのような状態であっても家族の一員であり，また地域社会の一員であるということを念頭におきながら支援・援助を実施する必要がある．そして，地域社会を構成する一員として，日常生活を営み，社会・経済・文化あらゆる分野の活動に参加する機会が与えられることが必要である．

（1）地域での支援：事例

40歳代後半の男性．妻と長女との3人暮らし．最近になり体の調子がとても悪く，食欲もないため，近くの病院を受診した．自営業を営んでおり忙しい上，元来健康が自慢だったため，今まで健診は一度も受けていなかった．

入院となり精密検査の結果，胃癌と診断された．進行胃癌であり，ボールマン分類3型（潰瘍を形成するが，周囲に浸潤性に癌が増殖している．組織学的には未分化が多い．転移も早く予後も不良の型）であった．また，腹水にも癌細胞がみつかった．医師は妻に，予後3ヶ月であり，治療によって改善する見込みがないことを話した．医師は，男性が常日頃「自分が癌だったら知らせてくれ」と話していたことと，自営業であり人も雇っているため，社会的な責任もあると判断し，妻の承諾を得て，医師から男性へ胃癌であること，また治療によって回復の見込みがないことが告げられた．

男性は，はじめて胃バリウム検査をしたときに，レントゲン技師が説明しても，自分で体を回転しなければならないことが理解できなかった．そしてそのままレントゲン台に寝ていたところ，レントゲン技師に怒られて苦い思いをしたという経験があった．また，胃内視鏡検査では，検査途中でげっぷをしたことで内視鏡が脱出してしまい，再度挿入することになり検査に時間がかかった．それで「検査はもう嫌だ．どうせよくならないのならほっといてくれ」と医師に話すことが多かった．

入院し2週間が経った．男性は在宅での生活を希望し，自宅での療養生活へ移行する方向となった．在宅生活へ移行するにあたり，介護保険制度により「要介護2」になり，病院の訪問看護室から1週間に2回の訪問看護と2回の訪問介護を利用する予定となった．退院にあたりケースカンファレンスが開催された．ケースカンファレンスには，患者本人・妻・介護支援専門員・主治医・病棟看護師・訪問看護室看護師・ヘルパーステーションの介護福祉士・薬剤師・MSWが参加した．男性は癌性疼痛のコントロールが不良であったため，今後，在宅療養へ移行するにあたり，疼痛コントロールをどのようにしていくかが重要な課題となった．また，

地域で療養生活を送るための環境について話し合った．癌性疼痛に対してはMSコンチン錠での改善がなければ，在宅で硬膜外チューブから塩酸モルヒネを使用する方針が決められた．在宅のモニタリングは訪問看護と訪問介護が担当し，薬剤のコントロールは薬剤師と医師の連携によって随時変更することになった．また，疼痛コントロールの薬剤管理の一助として，血中濃度を随時測定することとなった．在宅療養上に困難が生じた場合や，病状の悪化によって病院への入院を希望した場合は，入院がいつでもできることを説明し退院となった．

〈事例を考える〉
　在宅で療養するということは，患者や家族にとっては精神的な負担が増加することにつながる場合もある．入院中はいつでも医療・福祉専門職が側におり，必要なときに必要な専門職がベッドサイドにかけつけることができる．しかし，在宅療養においては限られた職種の訪問に留まり，入院中のような医療サービスを受けることはできない．在宅療養を導入する場合は，このようなことを十分に説明することが重要である．また特にターミナル期や難病の場合は，24時間いつでも医療・福祉専門職に連絡がとれるというシステムを利用することが望ましい．安心感を患者や家族に持っていただくということは，医療サービスが病院内に留まらず，地域で生活する場合にも継続されるということを意味する．
　このような理由から，在宅療養へ移行する場合には，必ず医療・福祉専門職が主体的にかかわることが必要であり，MSW任せにしてはならない．この事例のように予後不良の疾患である場合は，医療・福祉専門職とのラポールの形成が十分であれば，退院後も不安が少なくすみ，痛みの閾値も上昇する．ターミナル期の痛みのコントロールに疼痛の閾値の管理は重要であり，この善し悪しが在宅療養を成功させる秘訣といっても過言ではない．

●表 4-3-8　疼痛の閾値

疼痛の閾値を上昇させるかかわり	疼痛の閾値を下降させるかかわり
安心感，不安の減退，他の症状の緩和，睡眠，共感的な態度，理解するかかわり，人とのふれあい，気晴らしとなる行為，気分の昂揚，鎮痛剤，抗不安薬，抗うつ薬	不安感，不快感，不眠，疲労，怒り，恐怖，悲しみ，うつ状態，倦怠感，内向的な心理状態，孤独感，社会的な地位の喪失，家族内の役割の変化，収入の減少

（2）在宅療養への支援
　在宅療養へ移行する場合に，単にギャッチベッドや必要な社会資源さえそろえればよいということではない．現在は残念ながら地域支援は希薄な病院が多いが，ICFの視点などを活用するなどにより，患者や家族を中心とした全人的な支援が可能となる．地域生活の支援には，医学的な知識だけでは不十分で，社会福祉制度を含めた生活全般に対しての支援が必要となる．

医療・福祉専門職が既存の社会資源を理解し，適切な社会資源を患者や家族へ紹介できるぐらいの知識は必要である．このような専門的な職種としてMSWがいるが，多くの病院ではMSWの人員が不足しがちであり，また病院によってはMSWの活動には非常に温度差がある．医療従事者がジェネラリストであるためには，フォーマル的な社会的な資源とともに，インフォーマル的な社会資源の知識も望まれる．

*フォーマル資源：介護保険制度，医療保険制度，病院職員，市町村職員など公的な社会資源

*インフォーマル資源：親族，近隣の人々，ボランティア，民生員，児童員など私的な社会資源

参考文献

（1）日本医療ソーシャルワーク研究会『医療福祉総合ガイドブック』医学書院，2006年
（2）渡辺祐子『コミュニティ双書4　ケアマネジャーのための家族ケア』日本看護協会出版会，2002年
（3）杉本正子・眞船拓子『在宅看護論―実践をことばに』廣川書店，1999年
（4）産労総合研究所『医療安全推進ハンドブック―病院・施設機能別部署取組み23事例―』産労総合研究所出版部経営書院，2004年
（5）山崎英樹・乗超勇美ら『医療現場の安全管理とリスクマネジメント』同友館，2004年
（6）愛知県医師会『安全医療行動計画―医療現場からみた事例とその対策』医歯薬出版，2003年
（7）安藤邑惠・小木曽加奈子『ICFの視点に基づく高齢者ケアプロセス』学文社，2009年
（8）小木曽加奈子・伊藤智佳子『介護・医療サービス概論』一橋出版，2007年
（9）福祉士養成講座編集委員会『新版第4巻　社会福祉士養成講座②老人福祉論』中央法規出版，2006年
（10）福祉士養成講座編集委員会『新版第4巻　社会福祉士養成講座③障害者福祉論』中央法規出版，2006年
（11）藤崎郁・長谷川万希子ら『看護学概論』医学書院，2007年
（12）藤崎郁・川村治子ら『基礎看護技術Ⅰ』医学書院，2007年
（13）有田清子・尾崎章子ら『基礎看護技術Ⅱ』医学書院，2007年
（14）河野均也・西崎統『検査値の読み方・考え方』総合医学社，2001年
（15）中島和江・八田かずよら『クリニカルリスクマネジメント―ナーシングプラクティス』文光堂，2003年
（16）土屋八千代・山田静子ら『看護スタッフのための医療事故防止教育ガイド』日総研，2002年
（17）土屋八千代・宮岡久子『看護事故を予防する　その視点とアセスメント事例集』医歯薬出版，2003年
（18）土屋八千代・山田静子ら『看護事故予防学』中山書店，2003年
（19）鈴木みずえ『転倒・転落・骨折を防ごう！』日本看護協会出版会，2007年
（20）小原淳・高杉紳一郎『最新転倒・抑制防止ケア』照林社，2003年
（21）川村治子『ヒヤリ・ハット 11,000事例によるエラーマップ完全本』医学書院，2004年
（21）川村治子『医療安全』医学書院，2009年

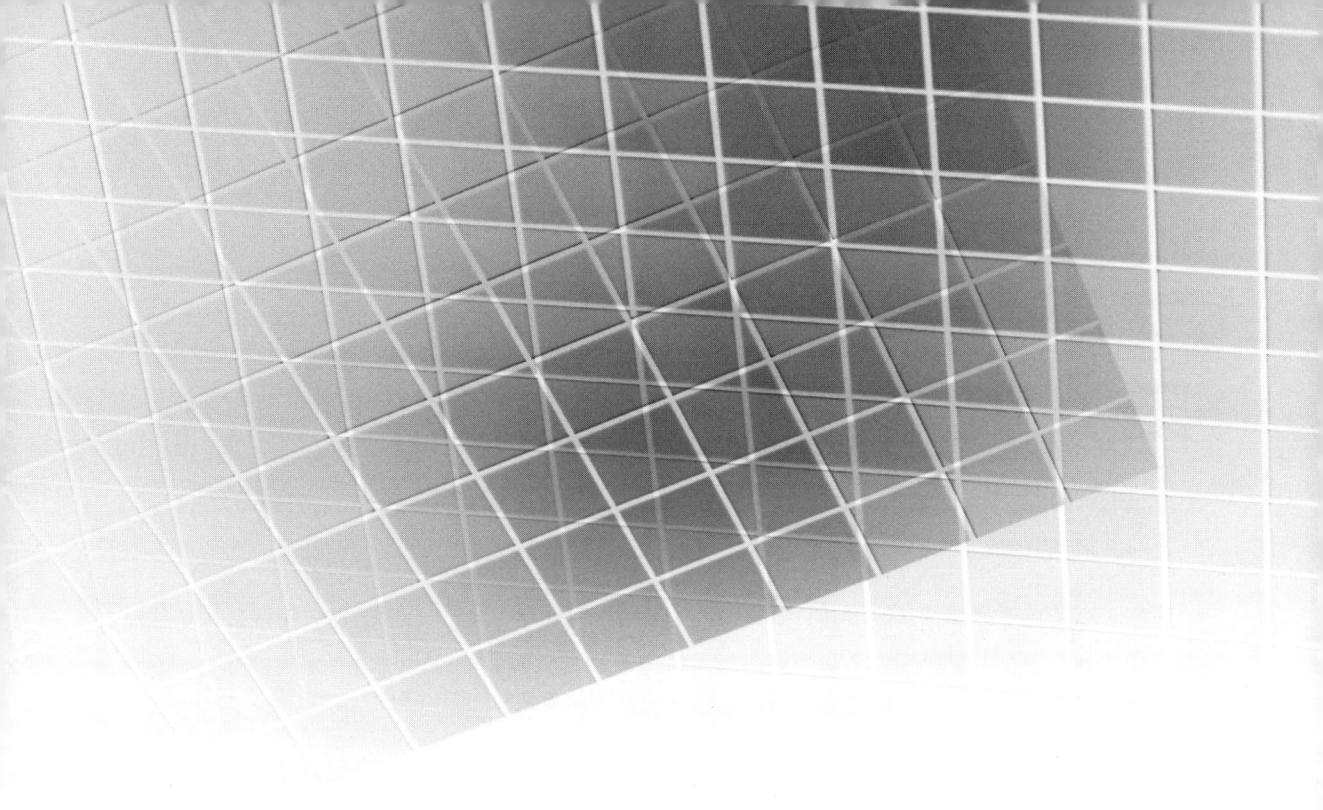

エラーを防ぐコミュニケーション

- ●第1節　ラポールを築くコミュニケーション
- ●第2節　事故防止のためのコミュニケーション

5章

● 第1節

ラポールを築くコミュニケーション

　医療・福祉専門職が行う医療サービスは，さまざまな内容にわたるが，その実践には多様なコミュニケーションを駆使する必要がある．医療サービスの多くは，患者や家族に対して直接的に提供されることが多く，そのため，医療・福祉専門職はコミュニケーション能力を高めることが求められる．

　コミュニケーションは，「送り手」「メッセージ」「受け手」の3つの要素から成る．医療や福祉の現場の，コミュニケーションでは，メッセージが送り手の意図したように受け手に伝達されることが重要であり，このメッセージによって，受け手が行動を開始することが重要である．メッセージの内容が歪んで受け手に伝われば，受け手は誤った行動をとる，もしくは行動を起こさないという事態を招く．

1　コミュニケーションの手段

　コミュニケーションの手段は，言語的コミュニケーションと非言語的コミュニケーションから形成される．ここでは双方のコミュニケーションの特性について述べる．

1―言語的コミュニケーションと非言語的コミュニケーション

　言語的コミュニケーションによって，伝えたい内容（たとえば，何時にどこで待ち合わせをするなどの具体性がある内容）が的確に伝わる．情報を相手に伝えたいときや相手から情報を得たいときには欠かすことができない．非言語的コミュニケーションは，送り手の気持や心情が伝わりやすい反面，的確な情報を交換することは難しい．

　医療・福祉専門職は，これら2つのコミュニケーション手段を用いて，円滑に意思疎通を図ることが求められる．言語的コミュニケーションと非言語的コミュニケーションは，それぞれが独立しているものではなく，お互い補完的な位置づけをもっている．「カルフォルニア大学

ロサンゼルス校（UCLA）でコミュニケーションを研究している A. Mcharabian 博士によれば，コミュニケーションの3要素である言葉，声，しぐさのそれぞれがもっている影響力は，『言葉によるメッセージ＝実際に話された内容がもつ影響』7％，『声の調子によるメッセージ＝話しかたのもつ影響』38％，『視覚的メッセージ＝動作，表情，顔色，しぐさによる影響』55％であるとしている」（大森武子，木下静香ら『仲間とみがく看護のコミュニケーション・センス』医歯薬出版，2003年，p.23 より）．

　医療・福祉専門職は，患者との意思疎通を図るためにも，言語的コミュニケーションだけでなく非言語的コミュニケーションを積極的に活用して，ラポールの形成に努める必要がある．それぞれの手段を下記表 5-1-1 に記す．

●表 5-1-1　コミュニケーション手段

言語的コミュニケーション	会話，書字，手紙，手話，点字，文字盤，暗号，モールス信号など
非言語的コミュニケーション	表情，声のトーン，声のリズム，声のスピード，声の高低，声の強弱，アイコンタクト，ジェスチャー，姿勢（身体や手足の位置など），距離，匂い，臭い，スキンシップ，視線，行動，外観など

　患者は，言い難い感情を非言語的コミュニケーションによって表現することも多く，医療・福祉専門職は，患者の非言語的コミュニケーションからそのメッセージを読み取ることも重要である．また，意識レベルが低下している患者・乳幼児期の患者・認知症がある患者などは，自分自身の意思を的確に言語的コミュニケーションにより表現することは難しい．そのような場合であっても，現在ある機能を充分に活用しながら，コミュニケーションを図る必要がある．

2―ノンバーバル行動

　コミュニケーションは，言語を主体に行われることが多いが，何らかの疾患や障害がある場合は，さまざまなサインを読み取り，非言語的なシグナルを受け取ることが重要となる．言語

●表 5-1-2　ノンバーバル行動

①	**言葉に代わるノンバーバル行動**：握り拳を振り上げることは敵意を示す
②	**指し示す行為**：言語的ステートメントを補足する．指を指すことにより行く方向を示す
③	**感情状態を表現**：怒り，恐怖，喜びなどの特定の感情表現を表現する．特に表情や体の動き
④	**規制**：社会的相互作用を管理する助けとなる．うなずきやアイコンタクトなどがある
⑤	**補助的行動**：相互作用の管理や感情の表現の助けとなる．手や足を動かしたり，自分の頬に手をあてるなどは，それぞれによって異なるノンバーバル行動である

出典：原岡一馬編『人間とコミュニケーション』ナカニシヤ出版，1990年，p.16 を一部改変

的コミュニケーション以外をノンバーバルコミュニケーションと呼ぶこともあり，ノンバーバル行動として5つの種類に分けることができる．これらを活用しながら，患者や家族の心情に届くようにコミュニケーションを図る必要がある．

2 相互作用により形成されるコミュニケーション

コミュニケーションは，送り手と受け手の相互作用により成立する．よりよい医療サービスの提供には，単なる言葉のやりとりだけでなく，表情や身振りなどのような非言語的コミュニケーションも重要となる．

送り手は，自分の伝えたいメッセージを言葉や文字などの言語的コミュニケーションとメッセージを伝えている表情や仕草などの非言語的コミュニケーションを用いて受け手に働きかける．受け手は送り手のメッセージの意味を理解し，そのメッセージを理解したという意味がある反応として働き返すという一連のプロセスがある．

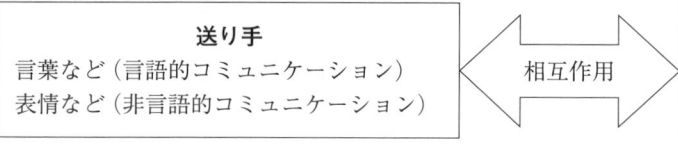

| 送り手
言葉など（言語的コミュニケーション）
表情など（非言語的コミュニケーション） | ⇔ 相互作用 ⇔ | 受け手
言語的コミュニケーションと非言語的コミュニケーションから受け手のメッセージを理解する |

●図 5-1-1　コミュニケーションのプロセス

1―パブリック・スピーキング

話をする場面はさまざまであり，親しい友人や家族との会話もある．これらのプライベートの会話は，お互いが自由な気持ちで自由なことを話し，多くは明確な目的をもたず，会話そのものを楽しむ要素が強い．

一方，医療・福祉専門職と患者や家族のコミュニケーションの機会はプライベートではなく，パブリックなものである．そのため，コミュニケーションはパブリック・スピーキングが基本になる．医療・福祉専門職が患者や家族と会話を交わす時は，ある一定の目的をもって話を行う．会話の時間が非常に長くなったり，会話の要旨が全くわからないことがないように，意図的に話を組み立てる必要がある．つまり，「いつ」「どこで」「誰が」「なにを」「どのようにして」「なぜ」という要素を会話のなかに意図的に取り入れることが必要となる．

たとえば食事制限の必要性を，医療・福祉専門職が患者本人や家族へ説明をするとき，送り

手は,「食事制限の必要性・食事制限の具体的な内容・食事制限の具体的な方法など」というメッセージを送り,受け手の「食事制限に対する理解度・食事制限に対する意欲など」を明確に受け取る必要がある.つまり,多くの会話はこのような明確な目的をもっており,常に,医療・福祉専門職は,コミュニケーションも医療サービスを提供する1つの方法であることを認識すべきである.表5-1-3にパブリック・スピーキングの基本を示す.

●表5-1-3　パブリック・スピーキングの基本

- 少し改まった場面で
  （お喋りではない,すべての話しことばの場面で）
- 限られた時間内に
  （時間が決まっていれば,決められた時間内に）
- 話し手の意図する内容を
  （伝えるべき情報を整理し,必要なものだけにポイントを絞って）
- 聞き手に正しく伝わるように話すこと
  （相手に合わせて,的確に伝わるように話を組み立てて話す）

出典：松岡洸司,井上善夫編『コミュニケーション技法』全国日本学士会,1998年,p.43より引用

また,パブリック・スピーキングの具体的な要点は5つに分けることができる.実践レベルでパブリック・スピーキングを使用するためには,これらの要点に留意しながら会話を行うとよい.

① 何が言いたいのかを明確にする

「何を話すか」「何を聞くか」ということを明確にしてから,患者や家族と会話をする必要がある.これらが明確になれば,話の順序を組み立てることにつながる.

② センテンスは短くする

プライベートの会話では,意味がつながっている限り長く言葉をつづけても,話が理解しにくくなれば,受け手は,質問をしたり,聞きなおしたりすることが容易である.しかし,医療・福祉専門職と患者や家族では,パブリック・スピーキングが必要であるため,主語と述語をできるだけ近くに置き,「何がどうする」というような簡潔明瞭な言葉の配置が必要である.修飾語や装飾語をたくさん用いると,伝えたいメッセージが歪む可能性も高くなるため,言葉を選びながらセンテンスを短くし会話を進行させる.

③ 自然なイントネーションで話す

イントネーションは,文を音声表現するときの抑揚であり,このイントネーションによって言葉の伝わりやすさが異なる.意味のつながりと関係をもたせつつ息を吸い,音声の高低や間

の取り方が自然であるよう会話を行うことが必要である.

④　全体と部分の関係をはっきりさせる

　患者や家族は医療・福祉専門職の話を早く聞きたいと思っている．そのため，伝えたい部分の情報を順を追って説明するのではなく，全体のイメージを説明してから，その後に部分の説明をするようこころがける．これは，プライベートな会話と異なり，パブリック・スピーキングに特化した特徴である．

⑤　事実と意見をはっきり分けて話す．

　医療・福祉専門職の話は，患者の療養上にかかわる重大な内容となる場合も多い．そのため，患者や家族が混乱をしないように，事実と医療・福祉専門職が考える意見は別にして会話を進行させる必要がある．事実と意見が混在しないよう細心の注意を払う必要がある．

2―質問の仕方

　患者や家族からさまざまな情報を集め，医療サービスに反映させる必要がある．その情報は，患者の病状に関することから，経済的な側面まで幅が広い．そのため，患者や家族が容易に答えることができるよう質問の仕方を工夫する必要がある．主な質問は，「閉ざされた質問」「誘導的な質問」「開かれた質問」の3種類に分けることができる．

(1)「閉ざされた質問」

　医療や福祉の現場では，早急に患者や家族の情報を得たいときや，得なければならない情報が膨大な場合もある．たとえば，救急外来を受診したときや緊急入院の場合は，通常よりも手早く患者の情報を得る必要があり，返答の選択を強いるような閉ざされた質問を行うことが多い．たとえば，「生年月日はいつですか」「気管支喘息と言われたことはありますか」など，「はい」「いいえ」や簡単な言葉で答えられるような質問が，閉ざされた質問の形式である．

　この方法は，短時間で情報を得ることができるが，患者や家族は会話が制限されることになり，ラポールの形成にはつながりにくい．

(2)「誘導的な質問」

　送り手が聞きたいという返事を意図的にほのめかすのが，誘導的な質問の仕方である．患者や家族は，医療・福祉専門職が「○ということを」期待しているという非言語的メッセージを受け取ると，その期待に沿うように返事をする傾向がある．これは，医療・福祉専門職と患者

や家族が平等な関係にないことを意味する．そのため，患者や家族の自己決定を促進するためには，できるだけ誘導的な質問を避ける必要がある．たとえば，「身体を拭くとさっぱりすると思いませんか？」と清拭をしている看護師に言われれば，本当は術後の痛みがあり身体を触られるのが苦痛であっても，その想いを直接看護師に伝えることは難しいかもしれない．誘導的な質問には医療・福祉専門職の主観的な憶測が潜んでおり，患者や家族とのラポールの形成を阻害する一要因ともなる．

（3）「開かれた質問」

開かれた質問は，受け手の側に会話の主導権があり，患者や家族が主体的に自分自身の想いを話すことができる会話の仕方である．開かれた質問を行う上で注意しなければならないことは，医療・福祉専門職の意見や憶測を提示しないことである．患者や家族が心配ごとや自分の意見を率直に，自由に話すことができるように環境を整えることが必要である．開かれた質問も医療や福祉の現場でよく用いられるが，主導権は患者や家族の側にあるため，得たい情報を短時間で収集することはできない．具体的な質問の仕方としては，「今は何が心配ですか？」「どのような症状があるのか話してくれませんか？」などである．開かれた質問を重ねることで，コミュニケーションは深まり，ラポールの形成に役立つ．

3 ― 自己覚知

医療・福祉専門職は，自分自身の価値観や心情を理解し，その上で専門職としてのコミュニケーションを展開させる必要がある．アメリカの精神医学者のバーン・エリック（Berne, Eric）

●表5-1-4　エゴグラム・テストによる5つの部分の特徴

	良い面	悪い面
批判的な親心 CP	理想，良心，正義感，責任感，権威，道徳	非難，叱責，強制，偏見，権力
養育的な親心 NP	思いやり，慰め，共感，同情，保護，寛容，許し，承認	過保護，甘やかし，黙認，おせっかい
理性的大人心 A	知性，理性，現実適応，コンピューター，分析的思考	科学への妄信，自然無視，自己中心的，物質万能主義
自由な子ども心 FC	天真らんまん，自然随順，自由な感情表現，直感的，積極的，創造的	衝動的，わがまま，傍若無人，無責任
従順な子ども心 AC	がまん，感情の抑制，妥協，慎重，他人の期待にそう努力，イイ子	主体性の欠如，消極的，自己束縛，敵意温存

出典：諏訪茂樹『援助者のためのコミュニケーションと人間関係　第2版』建帛社，2008年，p.9から引用

による交流分析は，コミュニケーションの上の二重構造を示しており，その構造には3つの基礎的なパターンがある．医療・福祉専門職は，自分自身がどのような特性をもっているかをあらかじめ自己覚知する必要があり，エゴグラム・テストは，その一助となる．また，自分自身だけ知っていればよいというものではなく，患者や家族の特性も察知しながら会話を進行させる必要がある．エゴグラム・テストによって，自分自身にどのような思考の特徴があるのかをあらかじめ知ることができれば，パブリック・スピーキングの実践に役立つ．

エゴグラム・テスト

次の質問に，はい（○）どちらでもない（△）いいえ（×）のようにお答え下さい．ただし，できるだけ○か×で答えるようにしてください．

CP	1	人の言葉をさえぎって，自分の考えを述べることがありますか	合計点
	2	他人をきびしく批判する方ですか	
	3	待ち合わせ時間を厳守しますか	
	4	理想をもって，その実現に努力しますか	
	5	社会の規則，倫理，道徳などを重視しますか	
	6	責任感を強く人に要求しますか	
	7	小さな不正でも，うやむやにしない方ですか	
	8	子どもや部下をきびしく教育しますか	
	9	権利を主張する前に義務を果たしますか	
	10	「…すべきである」「…ねばならない」という言い方をよくしますか	

NP	1	他人に対して思いやりの気持ちが強い方ですか	合計点
	2	義理と人情を重視しますか	
	3	相手の長所によく気がつきますか	
	4	他人から頼まれたらイヤとは言えない方ですか	
	5	他人や子どもの世話をするのが好きですか	
	6	融通がきく方ですか	
	7	子どもや部下の失敗に寛大ですか	
	8	相手の話に耳を傾け，共感する方ですか	
	9	料理，洗濯，掃除など好きな方ですか	
	10	社会奉仕的な仕事に参加することが好きですか	

A	1	自分の損得を考えて行動する方ですか	合計点
	2	会話で感情的になることは少ないですか	
	3	物事を分析的によく考えてから決めますか	
	4	他人の意見は，賛否両論を聞き，参考にしますか	
	5	何事も事実に基づいて判断しますか	
	6	情緒的というよりむしろ理論的な方ですか	
	7	物事の判断を苦労せずに，すばやくできますか	
	8	能率的にテキパキと仕事を片づけていく方ですか	
	9	先（将来）のことを冷静に予測して行動しますか	
	10	身体の調子が悪い時は，自重して無理を避けますか	

			合計点
FC	1	自分をわがままだと思いますか	
	2	好奇心が強い方ですか	
	3	娯楽，食べ物など満足するまで求めますか	
	4	言いたいことを遠慮なく言ってしまう方ですか	
	5	欲しいものは，手にいれないと気がすまない方ですか	
	6	"わあ" "すごい" "へえ〜" など感嘆詞をよく使いますか	
	7	直観で判断する方ですか	
	8	興にのると度をこし，はめをはずしてしまいますか	
	9	怒りっぽい方ですか	
	10	涙もろい方ですか	

			合計点
AC	1	思っていることを口に出せない性格ですか	
	2	人から気に入られたいと思いますか	
	3	遠慮がちで消極的な方ですか	
	4	自分の考えを通すより妥協することが多いですか	
	5	他人の顔色や，言うことが気にかかりますか	
	6	つらい時には，我慢してしまう方ですか	
	7	他人の期待にそうよう過剰な努力をしますか	
	8	自分の感情を抑えてしまう方ですか	
	9	劣等感が強い方ですか	
	10	現在「自分らしい自分」「本当の自分」から離れているように思いますか	

注：〇点を2点，△を1点，×を0点とし，それぞれの項目ごとに合計点を出す．
出典：岩井浩一，石川中ら「質問紙方エゴグラムの研究」『心身医学』18(3)，1978年，pp.210-217 から引用

　実際の交流分析では，さまざまな交流パターンがあるが，ここでは基本的な3パターンを紹介する．

　相補的交流のパターン　では，医療・福祉専門職の注意に対して，患者や家族は従順な対応をしており，それを受け入れている．たとえば，食事指導の際に「食事制限は大変ですがいっしょにがんばりましょうね．塩分は1日8gです．そのためにはお味噌汁を1日1回にして…」という説明を医療・福祉専門職が「P」の立場で言えば，患者や家族は「はい．わかりました．今まで塩分を摂りすぎていましたよね…」と「C」の立場で答えることも多いだろう．

　公叉的交流のパターン　では，たとえば，食事指導の際に「食事制限は大変ですがいっしょにがんばりましょうね．塩分は1日8gです．そのためには味噌汁を1日1回にして…」という説明を医療・福祉専門職が「P」の立場で言えば，患者は「そんな塩分を少なくしてどうなるんだ．食べるのは俺だ．味噌汁なしでご飯が食べられるか！ お前には関係ない…」など批判的な「P」の状態で答えることもある．公叉的交流の状態であれば，医療・福祉専門職と患者や家族の意見がすれ違っていることがわかる．つまり，患者や家族がどうして意見が受け入れられないのかその背景をアセスメントすることが必要となる．

　裏面的交流のパターン　は，医療や福祉の現場でも多い交流パターンである．たとえば，食事指導の際に「食事制限は大変ですがいっしょにがんばりましょうね．塩分は1日8gです．そのためには味噌汁を1日1回にして…」という説明を医療・福祉専門職が「P」の立場で言

えば，患者や家族は「はい．わかりました．今まで塩分を摂りすぎていましたよね…」と「C」の立場で答えているが，実際は「そんな塩分を少なくしてどうなるんだ．食べるのは俺だ．味噌汁なしでご飯が食べられるか！ お前には関係ない…」など批判的な「P」の感情を隠し持っている状態を指す．この背景には，パターナリズム（Paternalism）の影響が伺える．医療・福祉専門職は，インフォームド・コンセントを充分に行い，患者や家族が意見を表出しやすいよう，コミュニケーションを工夫する必要がある．

〈医療・福祉専門職〉　　　　　　　　〈患者や家族〉

「検査の前だから　　　　P　　　　　　　　　　　　　P
食事をしてはいけ　　　　A　　　　　　　　　　　　　A
なかったでしょ」　　　　C　　　　　　　　　　　　　C　　　「すみません」

☆　相補的交流のパターン

〈医療・福祉専門職〉　　　　　　　　〈患者や家族〉

「検査の前だから　　　　P　　　　　　　　　　　　　P　　　「そっちが悪い」
食事をしてはいけ　　　　A　　　　　　　　　　　　　A
なかったでしょ」　　　　C　　　　　　　　　　　　　C

☆　公叉的交流のパターン

〈医療・福祉専門職〉　　　　　　　　〈患者や家族〉

「検査の前だから　　　　P　　　　　　　　　　　　　P　　　「そっちが悪い」
食事をしてはいけ　　　　A　　　　　　　　　　　　　A
なかったでしょ」　　　　C　　　　　　　　　　　　　C　　　「すみません」

☆　裏面的交流のパターン

●図 5-1-2　交流のパターン
出典：諏訪茂樹『援助者のためのコミュニケーションと人間関係　第 2 版』建帛社，2008 年，p.101 から一部改変

3　新しい時代のコミュニケーションツール

　時代と共にコミュニケーションツールは変化する．一度に多量の情報を多くの人に伝えるマス・メディアの影響力は大きく，医療や福祉においても重要なコミュニケーションツールである．

1 ― 社会の観念に影響を及ぼすマス・メディア

　今日，マス・メディアはテレビや新聞だけでなく，インターネットを使用した情報収集があふれている．このようなメディアは，マスコミュニケーションを成立させており，医療サービスにおいても，人々の関心を産み出す一因となっている．インターネットを使用すれば，瞬時に多量の情報を得ることが可能となる．しかし，インターネットから得る情報はすべて正しいものではなく，そのなかの幾つかは歪んだ医療や福祉に関する知識が紹介されている．もはやインターネットは，コミュニケーション・チャンネルの1つであり，患者や家族がいつでも正しい情報が検索できるように，システムを構築する必要がある．現在多くの医療・福祉系の学会などはホームページを作成し，さまざまな治療に関するガイドラインや専門医師の紹介などを行っている．また，厚生労働省は「人口動態統計」や「患者調査」などの統計資料を公開している．マス・メディアが映し出す情報の影響力は強いため，その情報が本当に正しいのかどうかを，国レベルで監視するシステムの構築も必要であろう．

2 ― インターネットによるコミュニケーション

　インターネットや携帯電話のメールを手軽に利用する時代となり，コミュニケーションの手法の1つとして広く使用されている．以前は手紙を書いたり，電話をしてコミュニケーションを図っていたが，これらのコミュニケーションの機会をメールで済ますことが多くなっている．このようなコミュニケーションの特徴は2つある．

●表5-1-5　インターネットによるコミュニケーションの特徴

① コミュニケーションの媒体が主として文字に限られる（若干の絵や絵文字）
② 情報伝達の即時性と同時に長期にわたる保存も可能

出典：関口一朗編『コミュニケーションのしくみと作用』大修館書店，1999年，p.67から引用

　このインターネットを用いたコミュニケーションは，広く人々の間に広まっている．友人とのメール交換だけでなく，医療や福祉に関する情報交換もなされる．同じ施設内でいる場合でもさまざまな情報交換を，メールを用いて行う機会も多くなっている．

参考文献
藤崎郁・任和子編『系統看護学講座　基礎看護技術Ⅱ』医学書院，2009年
原岡一馬編『人間とコミュニケーション』ナカニシヤ出版，1990年，p.16を一部改変
米谷淳・鎌田美智子『看護場面におけるコミュニケーションガイド』日総研，2003年

伊藤守編『よくわかるメディア・スタディーズ』ミネルヴァ書房，2009 年
池田理知子編『現代コミュニケーション学』有斐閣コンパクト，2006 年
松岡洸司・井上善夫編『コミュニケーション技法』全国日本学士会，1998 年，p.43
Ann Faulkner 著／篠田雅幸，カーティ，E.L. 訳『医療専門家のためのコミュニケーション技術』診断と治療社，2000 年
フェイス・ギブソン著／的野瑞枝訳『コミュニケーション・ケアの方法』筒井書房，2002 年
鈴木なおみ『医療者のためのコミュニケーション入門』精神看護出版，2005 年
大森武子・木下静香ら『仲間とみがく看護のコミュニケーション・センス』医歯薬出版，2003 年

● 第2節

事故防止のためのコミュニケーション

1　医療・福祉専門職におけるコミュニケーションの特性

　医療や福祉の現場は，患者の医療やあるいは療養上の世話を行う場所であり，多くの専門職やインフォーマルな人々がかかわり合いながら，医療サービスを提供している．そのため，さまざまな職域間でのコミュニケーションと専門職と患者や家族に対するコミュニケーションの2つに大別できる．医療・福祉専門職間のコミュニケーションは，安全な医療サービスを提供するために，患者にかかわるさまざまな情報を正確に早く伝達するという特性をもつ．一方，医療・福祉専門職と患者や家族へのコミュニケーションは，インフォームド・コンセントやラポールの形成という側面が強い．

1―コミュニケーション・スキルの活用

　医療・福祉専門職は，コミュニケーション・スキルを活用して患者や家族の意向を見極めることも求められる．医療安全や患者満足度のためにも意図的にコミュニケーションを図ることが必要不可欠である．促しのスキルや繰り返しのスキルは，送り手から受け手に熱意として伝わることが多いなど，それぞれの効果に違いがあるため，その場に応じてスキルを使い分けることが必要であろう．

●表5-2-1　コミュニケーション・スキル

①	促しのスキル	うなずき，相槌（あいづち），適切な質問，相手の話を促す
②	繰り返しのスキル	相手の言葉の一部，もしくは全部を繰り返す
③	要約のスキル	相手の話を要約して返す
④	解釈のスキル	相手の話の要点を因果関係で結びつけて返す
⑤	共感のスキル	相手の感情を正確に把握し，その感情を自然な言葉で返す
⑥	保証のスキル	相手を安心させ，さらに励まし，勇気づける

⑦	沈黙のスキル	相手の言葉を黙って待つ
⑧	明確化のスキル	相手が言いたいと思っていることを明確な言葉で返す
⑨	質問のスキル	開いた質問と閉じた質問とを使い分ける
⑩	対決のスキル	相手の言動における非一貫性を指摘する

出典：諏訪茂樹『援助者のためのコミュニケーションと人間関係 第2版』建帛社，2008年，p.31を一部修正して引用

2　患者や家族とのコミュニケーション

　医療・福祉専門職が患者と家族とコミュニケーションを図る機会の頻度はさまざまであるが，ベッドサイドケアを担当する看護職と介護職は特にその機会が多いであろう．ここでは，患者と家族に対するコミュニケーションに焦点をあて，医療・福祉専門職が留意しなければならない事項について述べる．

1―患者や家族側の立ち位置

　患者や家族はさまざまな事由により，医療サービスを利用している．その背景には医療サービスを利用しなければならない疾病や障害があることを意味する．それぞれの患者や家族の事情もあり，いつでも医療・福祉専門職と話したいと思っているわけではない．医療・福祉専門職としては，話したくないと思っている患者や家族に対して，その必要性を見極めながらコミュニケーションを図る必要がある．「話したくない患者」は以下のように類型がされている．

●表5-2-2　話したくない患者

①	それほど重篤な疾患ではないため，純粋に話すことができない
②	とくに精神的な疾患の患者や，目の前にせまった「死」を受容できない患者などによくみられるケースで，病気や治療やそれに伴う自分の感情について，いっさい話をしたくない，できないと思っている
③	本当は話をじっくり聴いてほしいが，信頼できる職員がいないと思っている
④	自分の殻があまりにかたい（プライドが高い，あるいは対人関係がわずらわしいと考えている）ために，職員ごときになにがわかるかという否定的な気持ちに縛られて，話したくないと思っている

注：＊原文では，職員でなく看護師となっている．
出典：藤崎郁・任和子編『基礎看護技術Ⅱ』医学書院，2009年，p.487より一部を修正引用

2 ― 歩調合わせとリードの技法

　医療・福祉専門職が患者や家族とコミュニケーションを図る場合，ある一定の目的（病歴や症状の情報を得るなど）をもちながらコミュニケーションを図ることが多い．また，普段の何気ない会話のなかでも，医療・福祉専門職は，常に患者や家族から何か新たな情報を得るという使命をもち，会話を行う．そのため，普段の会話とは異なり，下記の表5-2-3のような歩調合わせとリードが必要になる．

●表5-2-3　　歩調合わせとリードの機能

技法	歩調合わせとリードの機能
かかわり行動	相手の非言語的および言語的コミュニケーションのスタイルを観察し，それに合わせることができる
質問すること	相手の見解を理解できるようになると同時に，話の要旨と方向をコントロールできる
反映すること	相手の見解を理解するための歩調合わせにとって，特に役立つ
組み立てること	1人の人との短い偶然の出会いでも，グループの計画されたミーティングでも成果を上げるためにはどのようにして人間相互の出会いを計画するかを示す
焦点を合わせること	個人およびグループを問題の包括的な理解へと導き，よりよい決定に向かわせる
立ち向かうこと	経営術の中心，歩調合わせとリードを結びつけて，交渉，仕事，反省，創造的な問題解決に役立てるにはどうすればよいかを示す
影響を与えること	リードするためには，人間相互にはっきりと効果的に影響を与える能力が必要とされる

出典：福原眞知子『職場での対人コミュニケーション技法　21世紀のサバイバル戦術』丸善，1999年，p.8より引用

3 ― 配慮が必要な患者へのコミュニケーション

　何らかの疾患により，コミュニケーション能力が機能低下を起こしている患者や家族も多い．そのため，その障害の種類によりコミュニケーションを工夫する必要がある．

（1）聴覚障害がある患者や家族

　聴覚障害は，伝音性難聴と感音性難聴の2種類に大別できる．伝音性難聴は中耳炎などによって生じることが多く，補聴器を用いたり，大きな声で話すことでコミュニケーションを図ることができる．しかし，高齢者に多い感音性難聴の場合は，内耳神経に障害が生じるため，補聴器などの機器の効果は低く，聴力の回復は非常に難しい．

　聴覚に障害がある場合は，外界からの情報を得にくくなり，そのため，孤立化する恐れが高

くなる．自分から話しかけることも少なくなるため，積極的に医療・福祉専門職はコミュニケーションを図ることが必要である．

●表 5-2-4　聴覚障害がある場合の留意点

① 話し掛けるときは患者が最も聞きやすい位置から
② 筆記用具をいつも身近なところへ準備しておく
③ 口唇の読みとりができる場合，医療・福祉専門職の口元の動きが見えるようにする
④ 患者がコミュニケーションに集中できるよう騒音を避ける
⑤ コミュニケーションを補助する手話，補聴器，助聴器，モシモシフォンなど個人の機能に合わせて使う

注：＊原文では，医療・福祉専門職でなくナースとなっている．
出典：大森武子・木下静香ら『仲間とみがく看護のコミュニケーション・センス』医歯薬出版，2003 年，p.117 より一部を修正引用

（2）視覚障害がある患者や家族

　人は多くの情報を，視覚を用いて得ている．そのため，視覚障害があると日常生活全体に支援・援助が必要となる．コミュニケーションにおいても例外でなく，言語的コミュニケーションで聴くことにより要件は理解できても，非言語的コミュニケーションである送り手の表情や身振りなどの情報を得ることができず，ラポールの形成に影響を及ぼす．そのため，今ある触覚などの機能を活用しながらコミュニケーションを図ることが必要である．食事介助の際に使用するクロックポジションは，さまざまな場面で活用できる．

●表 5-2-5　視覚障害がある場合の留意点

① コミュニケーションを始めるときは，名前を告げ向かい合って声をかけるようにする
② 患者が聞く用意ができてから話し掛け，何をするのかを十分説明する
③ 視覚情報は具体的に説明し，話せる環境づくりと，室内や物品の配置場所など触覚で確認する行為をとおして患者が安心してコミュニケーションが図れるよう配慮する
④ 物品などは定位置に置き，移動するときは了解を得る．時計の文字盤の位置関係を利用するのも便利である
⑤ コミュニケーションを補助する弱視眼鏡類，テープレコーダー，音声時計，点字などを効果的に活用する

出典：大森武子・木下静香ら『仲間とみがく看護のコミュニケーション・センス』医歯薬出版，2003 年，p.117 より引用

　＊クロックポジション：ものが置いてある位置などを時計の文字盤の位置関係のように「12 時の方向にフルーツがあります．」と説明するときの考え方．

（3）言語障害がある患者や家族

　脳血管障害や神経難病では言語障害を伴うことも多い．言語障害としては，失語症，構音障害が多い．これらの障害では思っていることを充分表出できないため，医療・福祉専門職は患者自身の話す意欲を引き出すよう支援・援助することが求められる．

●表 5-2-6　失語症がある場合の留意点

① 短い短文でゆっくり話しかける，早口で言わない
② 病前から使い慣れていた言葉や表現を使って話し掛ける
③ 患者が現在関心をもっている具体的な事柄について話し掛ける
④ 抑揚や表現を豊かに話し掛ける，身振りを加えたり，実物を見せたり，文字（漢字の方が「かな」より理解しやすい場合が多いので）で示したりする
⑤ 話し掛けても1回で理解できないときは，もう1回繰り返すか，また別の表現に変えてみる（繰り返すとき大声を出さないこと，患者は耳が聞こえていないのではない）
⑥ 一つのことが理解されたことを確かめてから次のことにすすみ，話題を唐突に変えない
⑦ うまく話せない患者に対しては Yes, No で答えられるように質問を工夫する
⑧ 患者が話すための時間を十分にとり，ゆっくり辛抱強く聞く
⑨ むりやり話させようとしたり，誤りを訂正したりしない
⑩ 患者がうまく話せたり，理解できたりしたときは，はっきりとほめたり，一緒に喜んだりして励ます

出典：大森武子・木下静香ら『仲間とみがく看護のコミュニケーション・センス』医歯薬出版，2003年，p.116 より引用

4 ― ナースコールによるコミュニケーション

　それぞれの病室や居室には1人の患者に対して1つのナースコールが設置されている．このナースコールは，24時間いつでも医療・福祉専門職と連絡がとれるという普段みなれたコミュニケーションツールの1つである．

　患者は何らかのニードがある場合に，ナースコールを押して，医療・福祉専門職とのコミュニケーションの機会を得ようとしている．その内容は，病状や治療に関することから，話し相手が欲しいなど多岐にわたる．そのため，その対応の緊急度も幅が広くなる．ナースコールの対応が遅くなることで，支援・援助の機会を逃してしまうこともあり，頻回にナースコールを押す患者の場合でも，その背景にある課題をアセスメントし，適切な支援・援助を行うことが必要である．

　ナースコールの役割は，患者からの情報伝達機能と医療・福祉専門職から患者への情報伝達機能の両側面をもっている．ナースコールは使い勝手のよいコミュニケーションツールではあるが，その対応の善し悪しが，患者や家族との関係性に影響を及ぼしやすい．表5-2-7にナースコールを使ってのコミュニケーション対応のポイントを示す．

●表5-2-7　ナースコールを使ってのコミュニケーション対応のポイント

① ナースコールは，入院患者にとって医療者といつでもコミュニケーションがとれる手段である．したがって入院時，ナースコールの使い方の説明と同時に患者にとって使いやすい位置にあるかを確認する
② ナースコールは，お互いの顔が見えない所でのやりとりが行われるので，発信者，受信者の確認が大切となる
③ 呼び掛けに対する応答は，丁寧にはっきりと応え，相手の用件内容を受け止め確認する
④ 受けた用件は，ただちに対応する内容か否かを速やかに判断して，とる行動を伝えるようにする
⑤ ナースコールで話す内容は簡潔に要点をしぼり，複雑な内容，相談を必要とする事項は直接ベッドサイドに出向いて行うようにする
⑥ 患者の言葉がはっきりしなかったり，用件が聞き取れない場合は，不用意に聞き返さずに，状態の変化も考慮に入れ直接患者のもとへ行くようにする
⑦ 大部屋の場合は，他の患者にも聞こえている可能性があること，本人のプライバシーを配慮して，用件の内容によってはただちにベッドサイドに行くことを告げ，対応する
⑧ ナースコールしてきた患者は，職員が来るのを待ちわびているものである．待たせる時間は最小にして，患者の気持ちを受けとめ「遅くなりました」「お待たせしました」などの声掛けを忘れずに

注：＊原文では，医療・福祉専門職でなくナースとなっている．
出典：大森武子・木下静香ら『仲間とみがく看護のコミュニケーション・センス』医歯薬出版，2003年，p.114 より一部を修正引用

☆　ナースコールの対応応用編

　ナースコールが鳴れば，医療・福祉専門職は「はい．どうされましたか？」と元気な声で明るく対応するのは原則であるが，以下の場合は異なった対応が必要である．

① 夜間の大部屋

　夜間は，ナースコールが鳴った場合でもその返事はせず，静かにすばやく患者のベッドサイドへ行き用件を伺う．ナースコールの返事をすることで他の患者の眠りを妨げることにつながるからだ．

② 何らかの理由で発語ができない場合

　何らかの理由で発語ができない患者の場合は，「はい，ただいま伺います」と元気な声で明るく答え，病室へすばやく行く．

3 医療・福祉専門職間のコミュニケーション

1—情報伝達におけるエラーを防ぐ

　医療サービスは複数の専門職によって患者や家族へ提供される．安全な医療サービスを提供するためには，情報の正確な伝達と共有が必要になる．

(1) 医師から他の医療・福祉専門職への情報伝達
　医療サービスの多くは，医師の指示に基づいて提供される．そのため，適切な指示が医療・福祉専門職に伝わるということが重要となる．この段階におけるエラーは，インテーク段階のエラーであり，具体的な内容は第4章第1節に示す．
　医師は，患者に適切な指示をだす必要があるが，患者の病状は医師の予測の範疇を超えて変化する場合もあり，その場合の情報はベッドサイドケアを行う看護職と介護職がもっていることが多い．つまり，適切な情報提供が医師に与えられなければ，さまざまな危険を生むことにつながる．たとえば，医師が問診しているときには，患者からの申し出は何もなかったが，看護師が訪問して検査の説明をしていたときに「気管支喘息と言われたことがあり，しばらく薬を飲んでいた」と新たな情報を得ることができたとする．この情報を医師に伝えなければ，医師は気管支喘息患者に対して禁忌の薬であるβ遮断薬を選択するかもしれない．
　医師と他の医療・福祉専門職の関係性も大きなポイントである．お互いが自由な意見を述べることができるよう職場の雰囲気作りも重要である．

(2) 情報伝達のエラーを防ぐ
　口頭での情報伝達はエラーが生じやすい．伝える側はその情報を熟知しているため，一部の情報を省略して伝達をしてしまうことも多い．また受ける側は，今までの経験が残存していたり，先入観によって情報を誤って認識してしまうこともある．そのため，口頭での情報伝達はできるだけ少なくし，特に治療にかかわる医療サービスの場合は，医師の指示書を確認しながら，口頭伝達を行うことをこころがける．また，口頭伝達の場合においても，メモをとり記憶に頼って医療サービスを提供することがないようにしてほしい．
　また，情報伝達を行う場合には，口頭での連絡ではなく，書類やメモなどでの連絡を用いることも多い．このような場合は情報を伝える側との直接的な対応がないため，書面に頼ることになる．指示書の場合は間違いが少ないが，メモだけであると，その記載の曖昧さによってエラーを招く．特に医師の指示書をメモに転記する場合は，部分の転記に留まることが多く，エ

ラーの可能性が著しく高まる．伝える側は，曖昧な記載をしないよう，的確な情報を伝える必要がある．

（3）記録忘れや記録記載の遅れ

病状が不安定な患者や急性期の患者であれば，医療サービスはリアルタイムに提供される．さまざまな検査データや病状の変化により，治療内容は刻々と変化していく．そのため，医療の現場では，得られた情報をできるだけ早く記録に残し，その情報を他の医療・福祉専門職と共有することが求められる．

たとえば，急性左心不全の患者の血圧が低迷していたため，カテコールアミン類であるイノバンの分量を多くするという指示が出てそれを実施したところ，3時間経っても看護記録には新たなバイタルサインが記載されていないなどである．この場合，血圧の上昇がみられたか否かにより，次の医師の指示が異なるという状況を生み出すため，できるだけ早く患者の状態を多くの医療・福祉専門職が共有することが必要となる．

（4）変更事項の伝達ミス

患者の病態の変化に伴って，刻々と治療内容は変化していく．そのため，医師の指示した医療サービスも変更が重なる．具体的には，使用する薬剤の変更，手術の開始時間の変更，検査の変更，病態による安静度や食事内容の変更などがあり，医療サービスは複数の医療・福祉専門職によって提供されるため，変更された医師の指示を共有できるような工夫が必要である．

2 ― 代理業務によるミス

昼間の間は比較的人員の配置に余裕があるが，夜勤帯であると医療・福祉専門職の人員配置は少なくなり，職員同士が協力をしながら医療サービスを提供する必要性が高くなる．特に看護職や介護職は，少ない人数で多くの患者への直接的なケアを行うため，ナースコールで1人の看護職が患者の元へでかければ，残された方は自分のチームの患者でない場合も，さまざまな医療サービスを提供しなければならないという事態となる．現在受け持ち制やチーム制を採用している病院や施設も多く，患者とのラポールの形成に役立つ側面もあるが，この方法は，「自分の担当以外の患者の状態がわからない」という危険も併せもつ．

患者に応じた適切な医療サービスを提供するためには，患者の病態や介助上の注意を熟知する必要があり，情報を十分に共有することにより，エラーのリスクを低減することができる．

参考文献
（1）福原眞知子『職場での対人コミュニケーション技法　21世紀のサバイバル戦術』丸善，1999年
（2）藤崎郁・任和子編『基礎看護技術Ⅱ』医学書院，2009年，p.487
（3）大森武子・木下静香ら『仲間とみがく看護のコミュニケーション・センス』医歯薬出版，2003年，p.116
（4）山田律子・井出訓編『生活機能からみた老年看護過程』医学書院，2008年
（5）日本死の臨床研究会・教育研修委員会編『死の臨床とコミュニケーション』日本ホスピス・緩和ケア研究振興財団，2003年

医療サービスの今後のあり方

6章

- 第1節　専門職としてのジェネラリスト
- 第2節　他職種との連携
- 第3節　患者が選ぶ終末期ケアのあり方

第1節

専門職としてのジェネラリスト

　医療の進歩はめざましく，より専門的な検査や医療を社会が求める傾向も強くなっている．多様なヘルスニーズをもつ患者や家族および地域住民に対して，質の高い組織的な医療サービスを提供すること，それぞれの専門分野の知識および技術を深めた専門職を社会が求めている気風もある．

　そして，このような傾向は医療技術を中心として各分野の専門医の導入や，さまざまな専門家，つまりスペシャリスト養成の気運の高まりにつながっているといえる．これは医療だけでなく，福祉の分野に対しても共通しており，人々の生活水準が向上することにより，より質の高い医療サービスを利用したいという意向が強くなっている．

1　レディーメイド医療からオーダーメイド医療へ

　オーダーメイド医療も先端医療の1つであり最近注目されている．ヒトゲノム塩基配列解析の解読が進み，現在約32億塩基対のヒトゲノムの塩基配列が解明されている．ヒトゲノムの遺伝子数は約3万2,000個であり，人間の場合99.7～99.9％は同一であり，残りの0.1～0.3％のヒトゲノム塩基配列の違いによって，遺伝的な体質，容姿，性格の違いが生じる．この遺伝的な要素には薬物反応の違いや疾患の感受性の違いも含まれており，オーダーメイド医療とはこのような特性を生かした画期的な医療といえる．個々の患者の薬物反応や疾病の感受性を考慮した医療であり，あらかじめ薬物反応検査を実施し薬物代謝遺伝子，薬物動態遺伝子と使用することを検討する薬剤を交差させ，その薬剤の有効量の決定や投与量の決定，また副作用のリスクが判定できる．その結果，副作用の少ない効果的な医療を選択できる可能性が高まる．

　この方法は，今までのレディーメイド医療と呼ばれる疾患に対する画一した医療から脱却した個人化医療（Personalized Medicine）である．検査のために医療コストは高まるが，より安全な医療サービスを提供するという視点からも，現在は難病や癌治療などに利用されつつある．オーダーメイド医療は，よりよい医療サービスを求める社会的な流れと，患者満足度を高める

ため，今後医療においてよりいっそう採用されることが予測できる．

2　医療・福祉専門職の専門化

　めざましい医学の進歩によって，疾患予防に対しては，疾患予防感受性検査などにより疾患関連遺伝子を特定し，疾患になる要因や誘因をコントロールした予防医療も可能であるが，倫理的な問題もあり一部でしか採用されていない現状がある．癌の化学療法では，医師のみならず医療専門職の専門化も必要であり，認定看護師として「がん科学療法看護」の認定看護分野が特定されている．

　また，より複雑で解決が困難な疾患も多くなっており，そのような場合は，継続した治療や生活上の注意などが綿密に必要となり，医療・福祉専門職は患者の生活を包括的に捉え，患者や家族のヘルスケア能力を高めることができるよう環境を整えることも重要である．

　たとえば，生活習慣病に代表される糖尿病は，薬物療法だけでなく，運動療法や食事療法も治療の大きな要である．糖尿病は生活習慣病の1つであり，十分なコントロールがなければ徐々に病状は進行し，末梢血管や末梢神経のコラーゲンを糖化するため糖尿病性網膜症による失明・糖尿病性腎症（糸球体の病変が進行する）による透析（血液透析や腹膜還流）・糖尿病性神経障害による足の壊疽のトリオパチーが生じやすい．患者や家族がQOLの高い生活を送るためにも医療・福祉専門職のより専門的な援助が重要となる．日本糖尿病療養指導士は，糖尿病と療養指導全般に関する正しい知識をもち，医師の指示のもとで，患者および家族に対して糖尿病コントロールに関して熟練した療養指導を行うことができる医療専門職である．この資格は，臨床検査技師，看護師，管理栄養士，薬剤師，理学療法士に一定の研修後，日本糖尿病療養指導士認定機構から与えられる．

　このように専門的かつ高度な医療サービスは，社会的なニーズの高まりによってよりいっそう求められるだろう．つまり，スペシャリストを生み出すことも重要であることがわかる．各分野の専門職は今後の時代の流れを考えると，より需要が多くなると考えられる．

　次に，主な医療・福祉専門職におけるスペシャリストとしての認定資格を示す．

3　スペシャリスト

　医療・福祉専門職のスペシャリストは，その時代の社会的ニーズにより，常に非常に速いスピードで編成や改変がさせる．そのため，資格要件や分野の改変も多い．本書では，2009（平

成21)年度現在のスペシャリストの一部を紹介する.

1 ― 看護師固有のスペシャリスト（日本看護協会ホームページより）

① 認定看護師

　日本看護協会認定看護師制度に基づく制度．特定の看護分野において，熟練した看護技術と知識を用いて，水準の高い看護を実践することにより，質の高い看護を提供できる．

　2012（平成24）年現在特定されている認定看護分野は21分野である．救急看護，皮膚・排泄ケア，集中ケア，緩和ケア，がん化学療法看護，がん性疼痛看護，訪問看護，感染管理，糖尿病看護，不妊症看護，新生児集中ケア，透析看護，手術看護，乳がん看護，摂食・嚥下障害看護，小児救急看護，認知症看護，脳卒中リハビリテーション看護，がん放射線療法看護，慢性呼吸器疾患看護，慢性心不全看護である．

② 専門看護師

　日本看護協会専門看護師制度は，特定の専門分野の看護の知識および技術を深めた専門看護師により，保健医療福祉の発展に貢献し，看護学の向上を図ることができる．

　2012（平成24）年現在特定されている専門看護分野は11分野である．精神看護，がん看護，地域看護，老人看護，小児看護，母性看護，慢性疾患看護，急性・重症患者看護，感染症看護，家族支援，在宅看護である．

③ 認定看護管理者

　日本看護協会認定看護管理者制度は，質の高い組織的な看護サービスを提供できる．一定の水準に基づいた看護管理者を育成する体制を整えることにより，看護の水準の維持および向上に寄与することができる．

2 ― 放射線技師固有のスペシャリスト

① アドバンスド放射線技師

　社団法人日本放射線技師会による技師格認定制度である．放射線技師免許所有者のうち，進歩的放射線技師に該当する．安全な放射線治療を実施するための生涯学習実績の基礎的な資格である．

② シニア放射線技師

　社団法人日本放射線技師会による技師格認定制度である．放射線技師免許所有者のうち，職業関連学士または同等者に該当する．

③ マスター放射線技師

社団法人日本放射線技師会による技師格認定制度である．放射線技師免許所有者のうち，職業関連博士または同等者に該当する．

3―臨床検査技師固有のスペシャリスト

① 二級臨床検査士
　社団法人臨床衛生検査技師による臨床(衛生)検査技師を対象とする資格認定制である．生理学(循環，神経，呼吸)，病理学，臨床化学，血液学，血清学，微生物学(含寄生虫)において学識技術を認定された資格．

② 一級臨床検査士
　社団法人臨床衛生検査技師による臨床(衛生)検査技師を対象とする資格認定制である．微生物学，寄生虫学，病理学，臨床化学，血液学，血清学，循環・神経生理学，呼吸生理において学識技術を認定する．ただし，二級臨床検査士の試験を合格しなければ，一級臨床検査士の試験を受けることはできない．

③ 救急臨床検査技師
　社団法人臨床衛生検査技師による臨床(衛生)検査技師を対象とする資格認定制である．医師の監督指導のもと，緊急臨床検査の業務を正しく行うことができると認定される資格．

④ 細胞検査士
　社団法人臨床衛生検査技師による臨床(衛生)検査技師を対象とする資格認定制である．医師の監督指導のもと，細胞診スクリーニング検査を正しく行うことができると認定された資格．

⑤ 認定輸血検査技師
　社団法人臨床衛生検査技師による臨床(衛生)検査技師を対象とする資格認定制である．輸血に関する正しい知識と的確な検査により，輸液の安全性を確保することができると認定された資格．

⑥ 認定臨床微生物検査技師
　社団法人臨床衛生検査技師による臨床(衛生)検査技師を対象とする資格認定制である．認定臨床微生物に関する優れた知識と技能をもつ臨床検査技師と認定された資格．

⑦ 認定血液検査技師
　社団法人臨床衛生検査技師による臨床(衛生)検査技師を対象とする資格認定制である．血液検査分野における高度の学識と技術を有する検査技師の育成を図り，より良質な医療を国民に提供できると認定された臨床検査技師．

4 ― 医療・福祉などさまざまな職種からのスペシャリスト

① 超音波検査士
　社団法人日本超音波医学会による認定資格．看護師，准看護師，臨床検査技師，医療放射線技師のいずれかの免許をもつ者であり，循環器，消化器，泌尿器，産婦人科，体表臓器，健診の領域を超音波検査する補助や介助を行うスペシャリスト．

② 健康運動指導士
　NPO法人日本健康運動指導士会による認定資格．4年制体育系大学（教育学部体育系学科を含む），および医学部保健学科の卒業者．あるいは看護師，理学療法士，作業療法士，臨床検査技師のいずれかの資格があり，かつ1年以上運動療法指導経験者であることなどさまざまな要件がある．

③ 心臓リハビリテーション指導士
　NPO法人日本心臓リハビリテーション学会による認定資格．医師，看護師，理学療法士，臨床検査技師，管理栄養士，薬剤師，臨床工学技士，臨床心理士，作業療法士，あるいは健康運動指導士のいずれかの資格を有していることと，心臓リハビリテーション指導の実地経験が1年以上あるか，あるいは心臓リハビリテーション研修制度により受験資格認定証の交付を受けていることが受験資格として必要となる．心臓リハビリテーションを実施するスペシャリスト．

④ 第一種・第二種消化器内視鏡技師
　社団法人日本消化器内視鏡学会による認定資格．第一種は医療関係厚生労働大臣の免許保有者（医師と歯科医師を除く）であり，具体的な職種としては看護師（助産師や保健師を含む），臨床検査技師，放射線技師，薬剤師，衛生検査技師，臨床工学技師の免許をもち，認定を受け消化器内視鏡部門において術者の介助や機具の消毒・洗浄等の補助を行うスペシャリスト．
　第二種は医療関係都道府県知事の免許保有者であり，具体的な職種としては准看護師が該当する．認定を受け消化器内視鏡部門において術者の介助や機具の消毒・洗浄などの補助を行うスペシャリスト．

⑤ 日本糖尿病療養指導士
　日本糖尿病療養指導認定機構による認定資格．看護師，管理栄養士，薬剤師，臨床検査技師，理学療法士のいずれかの免許をもち，認定を受け，糖尿病と療養生活全般に関する正しい知識を学び，医師の指示を受けながら糖尿病に対する熟練した療養指導ができるスペシャリスト．

⑥ CRC（治験コーディネーター）
　看護師，薬剤師，臨床検査技師のいずれかの免許をもつものが多く，病院内で行われる治験

業務を円滑に進める役割を担う専門職である．資格の認定制度はないが，日本薬剤師研修センター，文部科学省，日本病院薬剤師会，日本臨床衛生検査技師会，日本看護協会等が養成研修を行っている．

⑦　3学会合同呼吸療法訓練士

NPO法人日本胸部外科学会，社団法人日本呼吸器学会，社団法人日本麻酔科学会，の3学会による認定資格．臨床工学技師，看護師，准看護師，理学療法士のいずれかの免許をもち，認定を受け気管支喘息や慢性肺気腫などに対して熟練した療養指導ができるスペシャリスト．

⑧　介護支援専門員

都道府県の実施する「介護支援専門員実務研修」を受講する必要があり，研修を受講するために「介護支援専門員実務研修受講試験」に合格する必要がある．受験資格には，社会福祉士，精神保健福祉士，介護福祉士，医師，歯科医師，薬剤師，保健師，助産師，看護師，准看護師，理学療法士，作業療法士，視能訓練士，義肢装具士，歯科衛生士，言語聴覚士，あん摩マッサージ指圧師，はり師，きゅう師，柔道整復師，栄養士（管理栄養士含む）などの法定資格で5年以上の実務経験が必要とされる．また，このような資格がない場合は，所定の福祉施設での介護などに従事した期間が10年以上の者でも受験資格を与えられる．

5―資格要件が必要ないスペシャリスト

①　移植コーディネーター

臓器提供や臓器移植が円滑に行われるように調整する役割をもち，移植希望者の管理・指導・家族との対応，医療関係者との連絡調整なども移植コーディネーターの役割である．

②　臓器提供者コーディネーター

臓器提供時の調整を行う．臓器提供全体を把握し，適切な情報発信と必要な手配を行い，臓器提供が円滑に実施されるように調整をする．

③　臓器受容者コーディネーター

移植希望者への説明をし，カウンセリング，希望登録の手配や移植待機中の患者の管理を行う．移植待機中から退院後の健康管理や生活指導も対象となる．

④　住環境福祉コーディネーター（1級・2級・3級）

東京商工会議所による住宅に関する福祉環境の検定資格．高齢者や障害者に対して，安全で快適な住環境整備をコーディネートするスペシャリスト．医療，保健，福祉サービスといったソフト面と，住宅改修や福祉用具といったハード面の知識などから資格認定試験が課せられる．医療・福祉分野では2級以上の資格が求められる．

⑤　手話通訳士

一般社団法人日本手話通訳士協会が認定する資格．手話通訳者の役割と通訳技術および通訳者として身につけておくべき一般教養を評価する試験が課せられる．

> ＊またその他として，日本アロマセラピー学会認定看護師，受胎調節実地指導員，不妊カウンセラー，体外受精コーディネーターなど既存の認定資格は多い．

4　ジェネラリスト

「スペシャリスト」は，前述したように特定の分野における深い知識と技術をもっている人を指す．特に医療サービスにおけるスペシャリストの育成は社会が求めており，また高度化した医療に伴って今後もさらに多くのスペシャリストの分野が広がると予測される．一方「ジェネラリスト」とは，多数の専門分野で，一定以上の幅広い知識や技術をもっている人を指す．他の分野より際だって優れている分野はなくとも，医療サービスの多くの分野に精通していることが必要である．患者の課題はある一定の領域だけに留まらず，合併症があったり，また，家族関係の調節が必要であったりとその背景は複雑であり，適切な援助を行うためには，医療・福祉専門職がジェネラリストであることが望ましい．

このようなニーズを受け，大学の医学部に付属する病院の幾つかは「ジェネラリスト専門医養成コース」を設けている．このコースでは，総合診察ができる専門医を目指したプログラムの内容がある．

①　大学病院にて先端医療の知識と技術を身につける
②　中規模病院にて総合内科の知識と技術を身につける
③　地域の診療所にて地域包括医療の知識と技術を身につける

この３つのプログラムを実施することにより，幅広い臨床能力をもつ医師の養成を行っている．

看護におけるジェネラリストとしては，「特定領域のスペシャリストとは異なり，従事した領域で直接クライエントに対して質の高い看護サービスを提供することのできる看護職である」と，ジェネラリストのためのクリニカル・ラダー開発（日本看護協会「看護政策立案のための基盤整備推進事業」）で定義されている．看護を必要としている患者や家族は単一の問題や課題をもっているのではなく，複雑で多岐にわたる問題や課題を抱えていることが多い．そのため特定領域のスペシャリストという側面も必要であるが，ジェネラリストであることが基礎となり，その上でスペシャリストとなることが望ましい．つまり臨床においては，特に実践能力の高い

ジェネラリストであることが求められる．

　医療サービスを利用する患者や家族の問題や課題に対応できるよう，医療サービスの知識だけでなく，関連した分野の専門知識も必要となる．このような志向は，社会福祉や制度に関わる看護師国家試験にも反映されている．特に医療サービスの医療費に関わることはMSWへ紹介することも必要であるが，医療専門職者も大まかな概略は熟知する必要があり，また福祉専門職も医療サービスについて理解する必要がある．

●表6-1-1　医療保険に関わること

制度名	被保険者	保険者	窓口
政府管掌健康保険	主に中小企業のサラリーマン，OLなど	国	社会保険事務所
組合管掌健康保険	主に大企業のサラリーマン，OLなど	健康保険組合	各健康保険組合
船員保険	船員	国	社会保険事務所
共済組合	国家公務員 地方公務員 私立学校教職員など	共済組合	共済組合
国民健康保険	農業者 自営業者 被用者保険 （健康保険・船員保険・共済組合）	市町村または組合	市町村または組合事務所
後期高齢者医療制度 （ただし2009年現在）	75歳以上の人 65歳以上で寝たきり等の状態にある人	市町村	市町村

注：＊ただし市町村は市町村及び特別区を指す
出典：日本医療ソーシャルワーク研究会『医療福祉2006総合ガイドブック』医学書院，2006年，p.16をもとに改変

●表6-1-2　その他の主な制度

制度	窓口	備考
国民健康保険一部負担金減免制度	市町村	医療費の支払いが困難な低所得者が対象であり，医療費が軽減される．（実施していない市町村もある）
高額療養費	市町村	いずれかの医療保険に加入し，自己負担がある人．1ヵ月に一定額を超えた場合に，越えた額が戻ってくる制度．（高額療養費が戻ってくるのに通常3ヵ月かかるため，支払いが困難な場合は高額療養費分を無利子で貸し付けてくれる「高額療養費貸付制度を利用できる」）
特定疾病療養費	医療機関の窓口	人工透析を受けている慢性腎不全，血友病，血液凝固因子製剤によるHIV感染症の長期療養者の自己負担額が軽減される．（身体障害者手帳を持っている場合は，自立支援医療が優先される）
食事療養費の自己負担の減額	市町村	市民税または町村税がかからない非課税世帯の人が対象．
自立支援医療費制度	市町村	一定以上の所得がある場合は，公費負担の対象外となる．
老人医療―高額医療費	市町村	外来と入院では取り扱いが異なる．

任意継続被保険者・国民年金	市町村	一般被保険者は退職後14日以内に手続きを，退職被保険者は年金証明到着後14日以内に手続きをする．給付期間は療養期間である．
任意継続被保険者・健康保険	社会保険事務所または健康保険組合	退職までに継続して2ヵ月以上加入している方が対象．退職後20日以内に手続きを行う．給付期間は退職後2年間．

注：＊ただし市町村は市町村及び特別区を指す．
出典：日本医療ソーシャルワーク研究会『医療福祉2006総合ガイドブック』医学書院，2006年，pp.16-21をもとに改変

参考文献
産労総合研究所『医療安全推進ハンドブック』経営書院，2004年
日本リスクマネジメント協会『医療現場の安全管理とリスクマネジメント』同友館，2004年
日本医療ソーシャルワーク研究会『医療療福祉2006総合ガイドブック』医学書院，2006年
山内茂樹監修『医療の品質改善』日本能率協会マネジメントセンター，2003年
真野俊樹『医療マネジメント』日本評論社，2004年
阿部好文『医療安全キーワード50』診断と治療社，2005年，p.52
真野俊樹『信頼回復の病院経営』薬事日報社，2005年
細田満知子『「チーム医療」の理念と現実』日本看護協会出版会，2003年
宮本恒彦『インフォームド・コンセント』永井書店，2003年

第2節

他職種との連携

　医療・福祉専門職の多くは専門分野のスペシャリストであるが，所属している施設や機関の医療サービスの向上のために，それぞれの専門職を支援するシステムが必要となる．その主たる手法のスーパービジョンとコンサルテーションについて述べる．

1　スーパービジョン

　医療・福祉専門職の多くは各養成校を卒業し，その後国家試験を経てそれぞれの専門職として業務を遂行している．専門職として業務を行う上で，上司や他職種からの指導の下にさらに知識を積み重ね実践を理解していくというプロセスがある．このような機会をスーパービジョンとして捉え，効果的なスーパービジョンを受けることによって，より専門職としての意識化が図られ，より専門性の高い医療サービスの提供につながる．スーパービジョンには3つの機能がある．それぞれの機能について熟知し効果的に活用することが望まれる．

1―スーパービジョンの機能

（1）管理機能

　医療・福祉専門職は，機関や施設に属しており，組織の1人として運営の目的や指針を十分に熟知しながら日々の医療サービスを実施する必要がある．

　多くの場合，新人や中途採用の職員に対して機関や施設全体から行われる，さまざまな決まりごとの説明や指導は，「新人採用オリエンテーション」などの呼称で実施される．この段階では医療・福祉専門職全員が対象となり，看護師，作業療法士，理学療法士，医療ソーシャルワーカー，介護福祉士，薬剤師，医療秘書などさまざまな職種が参加する．機関や施設の一連の流れや医療・福祉専門職としての心構えなどを学ぶことは，組織にとっては必要であるからだ．その後各部署に分かれて，多くはその部署の責任者から日常の細部にわたってのオリエン

テーションが実施されるのである．

　それぞれの職種に応じた医療サービスの1つひとつについて確認することで，新人は業務について具体的なイメージがもてるようになる．つまり，医療サービスを提供することに対してどのような理論や知識，情報，技術などが必要なのかを実践の前に確認することで，医療サービスの質の確保の共通認識が形成される援助の妥当性や科学性の大切さを学ぶ機会となる．

（2）教育的機能

　教育的機能として，それぞれの専門職として業務を実施する上で，現時点の知識や技術で何が不足しているのかを，自分自身と他のスタッフが確認をしておくことが必要である．これは医療安全の面からも重要な事柄である．この不足している部分を自覚することは，新人や中途採用者の専門職としての自信のなさや情けなさを感じさせるところでもあるが，できることとできないことを区別しておくメタ認知は，どの段階の専門職にも必要である．

　専門職の知識が不十分であることやアセスメント能力が低いことなどは，すぐに解決できる問題ではない．多くの医療・福祉の現場においては，新人の医療・福祉専門職の場合はこれらの能力が低いと前提し，重症患者をはじめとするハイリスクな患者への対応を避けるよう業務の調整を行う．これは医療安全とともに，新人が自信を失わないためにも重要なことである．多くの現場ではスモールステップを踏みながら，段階的に教育プログラムを深め，理想に近づけるよう支援が実施されている．

（3）サポート機能

　サポート機能は支持的機能とも呼ばれる．各養成校で学んだり，知っていると認識されている業務内容であったりしても，業務の方法やその手法に自信がもてないこともある．また手法が手際よく実施できないこともあり，これがつまずきとなって，仕事を辞めたいと思ったり，また業務を実施することが嫌だと感じたりすることもある．このような傾向は年々強くなっており，医療・福祉専門職だけでなく多くの職業においても同様な傾向となっている．これは自分の理想とする業務内容と現実の業務内容に乖離があることによっても生じる．こうした新人特有の燃え尽き症候群をリアリティーショックという．リアリティーショックを起こさせないためにも，仕事にまつわる悩みや不安などの解消を少しでも促進する必要がある．

　サポートを的確に受けることにより，業務だけではなく生活全般についての悩み，不安，自己喪失感などに対して，個人がもつ取り組むべき課題や解決すべき問題を克服することの手助けにもなる．また，適切なスーパービジョンであれば，医療・福祉専門職としての役割や使命を再認識し，業務について現実に沿いつつ前向きに関わりながら，医療・福祉専門職としての専門性を磨くことにもつながる．

以上のようなスーパービジョンの効果を的確に把握し，それを明確にするポイントに対して，効果を高めるようなスーパービジョンの進め方や形態を選ぶ必要がある．またこのような効果を期待して，特に看護の分野ではプリセプター制度を取り入れている病院が多い．プリセプター制度は，1人のプリセプティ（指導を受ける側であり多くは新人看護師）に対して，1年間などの一定期間，1人のプリセプター（指導者側であり先輩看護師）がマンツーマンで臨床のさまざまな業務を指導する方法であり，新人看護師のリアリティーショックとなる可能性を，著しく軽減できることが期待されている．また，プリセプターは，業務内容に限らず，私生活までのサポート機能を十分に発揮させるために，業務に熟練した看護師ではなく，新人看護師と年齢の近い看護師として働くようになって2～3年目の先輩看護師が適している．

　医療・福祉専門職としての心構え・姿勢・技術を学ぶことだけでなく，さまざまな相談役というスーパービジョンの効果も非常に大切である．現在はこのようなプリセプター制度が，病院に留まらず，介護老人保健施設や特別養護老人ホームなどさまざまな施設でも取り入れられつつある．

2 ― スーパーバイザーとスーパーバイジー

　スーパービジョンは，原則として，スーパーバイザーとスーパーバイジーの2者によって実施される．

　スーパーバイザーはスーパービジョンを実施する側であり，スーパーバイジーはスーパービジョンを受ける側である．多くの場合スーパーバイザーは，職場の先輩や管理者であり，また学内においては実習指導者や実習巡回の教員であろう．

　スーパーバイザーの役割としては，スーパービジョンが必要である状態を的確に把握することが求められる．その上でのアドバイスでなければ，効果的なスーパービジョンに結びつけることはできない．また問題の緊急性や重要性を見極め，どの内容の優先度を高くして指導していくのかを判断する能力も必要となる．スーパービジョンの時間は無限にあるわけではない．効果的なスーパービジョンを行うためにはスーパービジョンにおけるこのような能力も関わっている．

　スーパーバイザーは，スーパービジョン過程を通して，スーパーバイジーがどの程度までの技術や知識があるのかを十分情報収集し，また類似した内容はどのような理解ができているのかを確認しなければならない．問題や課題における取り組み方はどの程度なのか，問題や課題を解決するための意欲はどの程度なのかを評価し，その上で適切な援助を行う必要がある．

　また，スーパーバイザーはスーパービジョン過程において，スーパーバイジーができていることを積極的に認め，修正や補足を実施することが前提である．知識や技術が足りないことを

指摘することが役割ではなく，いかに知識や技術を身につけることができるかに着目していく姿勢が求められる．

　このような援助過程を実施したら，スーパーバイザーはスーパーバイジーに，スーパービジョンを受けた後の問題や課題における取り組み経過と自身の評価について報告させるようにする．一般には，一定の期間を定めて評価を行う（たとえば右心不全の症状に対する知識が不足であれば，どのような本を参考にし，学習をすればいいのかをアドバイスし，2週間後に学習に対する評価を実施するなど）が，このようなモニタリングはスーパーバイジーのスーパービジョン過程を自覚し，スーパービジョンの効果を高めるために重要である．

　フォローアップはスーパービジョンの教育的効果だけでなく，スーパービジョンの管理的機能であると同時に，「見守ってくれている」や「気にかけてくれている」など，スーパーバイジーに安心感を与える効果もあり，サポート機能としての効果も高い．

3―スーパービジョンの形態

（1）個人・スーパービジョン

　スーパービジョンの最も基本的な形であるのが，個人・スーパービジョンである．スーパーバイザーとスーパーバイジーが1対1の状態で実施する．

　医療・福祉専門職の場合は前述したプリセプター制度に代表される．スーパーバイザーが2～3年目の先輩であるため，スーパーバイザーに適する人材が不足するという事態はあまり出現しない．しかし，スーパーバイザーが管理職である場合と新人医療・福祉専門職が多数である場合は，個人・スーパービジョンの形態は物理的に不可能に近い．業務的に管理的機能の効果を強く出したいときは，個人・スーパービジョンの形態でスーパーバイザーが管理職となるが，頻度や時間については十分でないことがほとんどとなる．

（2）グループ・スーパービジョン

　グループ・スーパービジョンは，各養成校での学生や新人医療・福祉専門職への利用が多く，1人のスーパーバイザーが複数のスーパーバイジーに対して，スーパービジョンを実施する1つの形態である．

　たとえば実習巡回に行われるカンファレンスは，その1つとして代表される．ケースカンファレンスにおいては，スーパーバイジー1人の事例に対して，スーパーバイジー全員の意見を交換しながら討論を行い，必要なアドバイスをスーパーバイザーが実施する．このようなプロセスによって，スーパーバイジー全員が学ぶ機会となり，学習効果も高い．また実際の医療や福祉の現場においても同様なカンファレンスや，管理職や先輩医療・福祉専門職が行う業務に

関連した知識を与える機会として，グループ・スーパービジョンを活用することが多い．さまざまな勉強会もこのグループ・スーパービジョンの1つの形である．

（3）ピア・スーパービジョン
　ピアとは仲間という意味である．スーパーバイジー同士がお互いに同じ立場でスーパービジョンを行うことであり，学生同士のカンファレンスなどがこれにあたる．
　ピア・スーパービジョンを実施する場合は，進行役や書記などの役割分担をあらかじめ決め，テーマに沿って実施することが大切である．スーパーバイザーが不在なため，話が横道にそれたり，まったく関係がない話で終始してしまうこともあり，スーパーバイジーの自覚によって左右される部分が大きい．
　ピア・スーパービジョンはサポート機能の効果が高く，適切な運営がされれば，スーパーバイジーの連帯感や支え合いの機能が働き，リアリティーショックの可能性を著しく低減させることもできる．また，ピア・スーパービジョンの報告を受けるスーパーバイザーがいれば，直接的にスーパービジョンを実施できなくとも，助言などを行うことも可能である．

（4）ユニット・スーパービジョン
　1人のスーパーバイジーに対して，複数のスーパーバイザーがスーパービジョンを実施する方法である．たとえば，病院内会議などがこれに相当する．
　具体的には，インシデント・レポートの様式の変更を提案した場合は，リスク・マネジャーがスーパーバイジーに相当する．病院会議では多数のスーパーバイザーが出席をしており，病院長，事務長，看護部長，放射線主任技師，臨床検査主任技師などが該当する．責任と目的を明確にもち，大きな会議は実施されるが，主に組織としての責任を果たしながら新しい改革を実施する場合などに，ユニット・スーパービジョンは実施される．

（5）ライブ・スーパービジョン
　1人のスーパーバイジーに対して，一緒に医療サービスを実践しながら，患者の面前でスーパービジョンを実施する方法である．つまり，かかわる者としては，患者・スーパーバイジー・スーパーバイザーである．
　その場面によって実際に患者に医療サービスを提供する役割は，スーパーバイジーであったり，またスーパーバイザーであったりする．この方法はさまざまな場面で利用されており，たとえば，学生が実習先で行う患者に直接かかわる医療サービスの多くは，スーパーバイザーである実習担当職員や巡回教員が立ち会うことが多い．また医療サービスの見学実習という形で，スーパーバイザーが実施している医療サービス内容を学習することもあり，臨床においても多

く利用されている形である．

(6) セルフ・スーパービジョン

　スーパーバイジー自身が，自分で実施した援助について1人で点検し，さらに次の計画を立てるスーパービジョンである．

　医療・福祉専門職には医療や福祉の現場での実習が義務づけられているが，実習では必ず実習記録を提出しなければならない．この実習記録の多くは実習時間外に記録することが多い．1日を振り返りながら，自分の行った医療サービスについて考察を深めるという行為はセルフ・スーパービジョンとなる．

2　コンサルテーション

　コンサルテーションとは，医療サービスの担い手であるコンサルティーが，専門家であるコンサルタントから受ける助言や示唆のプロセスをいう．

　このようなサポート機能によって，医療サービスの担い手は専門的な見解を学び，医療サービスの見直しを行い，よりよい医療サービスを提供できるようになる．コンサルテーションを実施するコンサルタントは，医療分野のスペシャリストに留まらず，さまざまな分野の専門職である．今後，医療サービスの質の向上のためにもよりいっそうの活用が望まれる．

　医療サービスのさまざまな分野でコンサルテーションは実施されている．たとえば，検査の拒否をする精神科患者に対して，レントゲン撮影の時の対応の仕方を，精神科医師からレントゲン技師がコンサルテーションを受けることなどがある．コンサルテーションを活用することで現在の知識や技術をよりステップアップさせることができる．よりよい医療サービスの実践に向けて学習を深める意義は大きい．

　また最近注目されている，病院運営管理におけるコンサルテーションがある．医療費の削減という国の国家プロジェクトによって，医療点数の変更があり多くの医療施設は経営難となる傾向がある．介護保険制度が導入されても，老人医療費は減少せず，医療費は年々膨張傾向にある．医療請求も厳しくなっており，リセプト管理を病院側も強化する必要がある．今後必要がない薬剤を減らし，無駄な検査をしないようにしていかなければ，社会的な批判の的となることは避けられない．

　また患者が医療サービスを選択する時代となり，医療機関同士の患者の確保に対する競争も従来にはないペースで加速化している．病院経営を効率よく行うためには，もはや医療・福祉専門職だけの手では十分まかないきれない時代へと突入した．病院の医業収益は，ベッド数，

病床利用率，平均入院日数，診療時間帯，看護水準などによって異なる．病院経営を総点検し，問題となることを改善していくことが，多くの病院では必要であるだろう．

　そしてこのような背景のもと，病院管理においてのコンサルテーションも活用されることが多くなった．

参考文献
平山尚，武田丈『人間行動と社会環境』ミネルヴァ書房，2004 年
工藤高『楽しくわかる医療経済（雑）学』医療タイムズ，2004 年
愛知県医師会編『安全医療行動計画—医療現場からみた事例とその対策』医歯薬出版，2003 年
山内茂樹監修『医療の品質改善』日本能率協会マネジメントセンター，2003 年
真野俊樹『医療マネジメント』日本評論社，2004 年
阿部好文『医療安全キーワード 50』診断と治療社，2005 年，p.52
真野俊樹『信頼回復の病院経営』薬事日報社，2005 年
細田満知子『「チーム医療」の理念と現実』日本看護協会出版会，2003 年

● 第3節

患者が選ぶ
終末期ケアのあり方

　戦後の栄養状態の改善や医療のめざましい発展によって，我が国の平均寿命は鰻登りである．織田信長の時代は「人間50年」であったが，今は先進諸国を抜かし，男性も女性も世界一の平均寿命（0歳時の平均余命）となった．従来の医学水準であれば「死」を迎えたような場合であっても，人工呼吸器，人工透析，中心静脈栄養など，さまざまな医療機器によって延命を図ることも可能になった．またなんらかの機能障害を残しつつ生命をつなぐケースも多い．脳血管障害は今なお多い疾患であるが，脳梗塞や脳出血は，片麻痺や言語障害を合併しやすく，適切なリハビリテーションの実施がなければ，寝たきりとなることが広く知られている．

　このように我が国は，平均寿命が長いが，健康寿命と平均寿命の差が大きい国，という面も併せ持っており，つまり，なんらかの介護を必要としながら，日常生活を送る人が多いということである．

　この事態を打破するために，2006（平成18）年4月に介護保険制度を大幅に改正し，また老人保健法や老人福祉法の改正によって，健康寿命を延長させるプロジェクトが導入された．地域包括支援センターの新設もその1つである．

　地域包括支援センターは，保健師または経験のある看護師，社会福祉士，主任介護支援専門員の3職種により，主に保健師または経験のある看護師が中心となって，介護予防マネジメントを実施している．リハビリテーションを日常生活に取り入れる方法を提案したり，集団療法でのリハビリテーションを実施したりするなど，ADL（Activities of Daily Living）の低下を防ぐ取り組みを行っている．高齢者がよりよい生活を望むときに，ADLの維持は重要な課題なのである．

1　リビング・ウィル（Living Will）の意味と歴史

　リビング・ウィルはその場面によって意味合いが異なる．社会福祉の場合は「よく生きる」と直訳に近い内容で使用されることが多い．フォーマルな社会資源やインフォーマルな社会資

源を駆使して，より良い生活を送り QOL (Quality of Life) の向上を示す概念である．一方医療の世界では，「事前宣言書」「生前発行書」「尊厳死の宣言書」などと訳されることが多い．つまり自分がどのような死を迎えるかを，生前に明示するということである．人間はこの世に生を受けて環境とかかわりながら生きているが，その間さまざまな健康障害などが生じるであろう．主観的・客観的な見解を問わず，健康と不健康を明確に分ける基準は存在しない．なんらかの健康障害があっても，また社会的障害があっても，「よりよく生きる」ことは重要である．そして，「よりよく生きる」ということは，自分自身で終末期のあり方を決め，満足した生涯を終えることをも意味するのである．

リビング・ウィルは1970年代に欧米を中心として使われはじめた．意思が伝えられるうちに，自分で自身の終末の迎え方を文章にしておくことにより，治療の可能性がなくなったときには，自然な死を迎えたいという患者の願いから，事前に担当医師へ患者自身が文書を提出したことにその萌芽がある．ニュージャージー州最高裁判所で，「持続的植物状態の患者カレン・アン・クインラン (Karen Ann Quinlan) から生命維持装置を外してよい」とした判決が下り，同様の処置を容認することに関する法制化運動がはじまり，法律が1976年に制定された．つまり，終末期まで持続し効果が非常に少ない生命維持装置を，医師が取り外すように求める意思表示が法的に認められたのである．これが「カリフォルニア州自然死法」である．

また，オランダでは致死量のモルヒネを注射して，死に至らしめた安楽死事件がきっかけとなり，2002年に「安楽死法」が発効され，一定の条件を満たすことによって安楽死が合法的に認められるようになった．

●表6-3-1　オランダの「安楽死法」

① 患者の安楽死要請は自発的で熟慮されていた
② 患者の苦痛は耐えがたく治癒の見込みがない（精神的な苦痛を含む）
③ 医師は患者の病状や予後について充分に情報を得た
④ 医師と患者が共に，他の妥当な解決策がないという結論に達した
⑤ 医師は少なくとも1人の他の医師と相談し，その医師が患者と面談して要件を満たしているという意見を示した
⑥ 医師は充分な医療上の配慮を行って患者を絶命させた

出典：全日本病院協会『病院のあり方に関する報告書』2007年度版，p.57 より引用

リビング・ウィルには，予後不良であることを伝えることも，その第一歩としてあり，以下のステップに沿いながら支援・援助を行う．

● 表6-3-2 悪い知らせを伝える10のステップ

① 準備	② 何を知っていますか
③ さらに情報をほしがっているか	④ 否認することを許す
⑤ 警告を発する	⑥ 説明
⑦ 心配事を聞く	⑧ 感情を表出させる
⑨ まとめと計画の作成	⑩ いつでも相談にのるということを伝える

出典：日本死の臨床研究会・教育研修委員会編『死の臨床とコミュニケーション』日本ホスピス・緩和ケア研究振興財団，2003年，p.113より引用

2 日本におけるリビング・ウィル

　我が国ではリビング・ウィルは法制化されておらず，法的な拘束力はもっていない．
　しかし，日本においても1976（昭和51）年1月に，医師で国会議員の故太田典礼氏を中心に医師や法律家などが集まって，日本尊厳死協会が設立された（http://www.alpha-web.ne.jp/songensi/）．日本尊厳死協会の主な趣旨は，
① 不治かつ末期になった場合に，延命処置を拒否する
② 苦痛を最大限に和らげる治療を希望する
③ 植物状態に陥った場合，生命維持装置での生存を希望しない
である．こうした趣旨を謳った「リビング・ウィル」を発行しており，希望する会員に，書面でのAdvance directive（アドバンス・ディレクティブ）を実施している．アドバンス・ディレクティブとは，医療における自己決定を自分自身で実行できない状態になった時に発効する，医師への指示の文書を，自分自身が元気なうちに前もって作成しておく権利の総称である．リビング・ウィルとは厳密には区別されるが，リビング・ウィルを実現するためには重要な手法の1つである．
　また，「リビング・ウィル」に類似する「終末期宣言書」というものがある．終末期医療に関して，病名の告知，治療方針の自己決定，終末を迎える場所の選択，脳死状態の臓器提供の有無に関する本人や家族の意向を，医療者に正確に伝えるために利用される文書であり，「終末期を考える市民の会」（http://www.moonasalt.com/nishi/）が作成した．事由によって，終末期のあり方はさまざまであるが，臨終が近い終末期の呼吸困難や循環不全は，治療を最善に尽くして延命はできても，疾患そのものを治癒させることは不可能である．他に，終末期に心肺蘇生をしないでほしいというDNR（do not resuscitate）もある．
　日本においては厳守すべきという医療・福祉専門職側の意識は希薄であり法制化もされていないが，ときに在宅療養に関しては最期の時をどのように過ごすのかを，医療・福祉専門職と

本人や家族とで話し合い，自然な死を迎えるケースも着実に増加している．その背景は医療を受ける本人やその家族が医療の中心にあり，医療者側はサポートをさせて頂く身分であるという時代の新潮流があることを忘れてはならない．

3　積極的安楽死と消極的安楽死

リビング・ウィルという概念が生まれ，多くの人々が終末期のあり方を自分自身で選択する時代も確実に近づいている．安楽死には，積極的安楽死と消極的安楽死がある．

我が国で安楽死の概念が広まったのは，1962（昭和37）年名古屋高裁での判決がきっかけとなっている．その後，1991（平成3）年の東海大学病院による積極的安楽死は殺人罪が適応されており，1996（平成8）年の国保京北病院での積極的安楽死は立件されなかったなど，行政での解釈も一様ではない．下記に名古屋高裁での判決を示す．

●表6-3-3　名古屋高裁の安楽死の要件

① 病気が不治かつ末期である	② 病気の苦痛が激しく見るに忍びない
③ もっぱら死苦の緩和が目的である	④ 本人の明示的な意思表現による嘱託か承諾がある
⑤ 原則として医師の手による	⑥ その方法が倫理的に妥当である

1―積極的安楽死

積極的安楽死とは，薬物などを用いて，積極的な行動によって患者を死に至らせることである．

オランダをはじめ少数の国が積極的安楽死を認めているが，我が国では認められていない．しかし，我が国でも患者の家族に懇願され，医師が塩化カリウムのワンショットを行い，患者の命を奪った事件も報道されている．我が国では，消極的安楽死のガイドラインの整備も充分でなく，積極的安楽死が合法的に認められる日は遠いであろう．患者や家族が積極的安楽死を希望したとしても，薬物を投与するなどは自殺幇助となる．ただし，人として尊厳のある死を望む権利はあり，どのように最期のときを迎えるのがその人らしいのかを考えていく時代となったのは確かである．

全日本病院協会が行った「終末期医療に関するアンケート調査」では，積極的安楽死（回復の見込みがなく，苦痛の激しい患者に対して，一定の条件下で致死量の薬剤を投与するなどして絶命させる行為と定義をして調査を実施している）に対する意識を医療専門職かあるいは患者側なのかによ

って，その意識のズレを図 6-3-1 に示す（無回答は記載していない）．

　医療専門職は国レベルまたは学会レベルでの積極的安楽死に対する支援が必要だと認識しているが，患者サイドではその意識が薄れている．「積極的安楽死は行うべきではない」という意見は，医療従事者に強いが，女性の患者では 8.2% と低値であり，見解の違いが浮きだっている．

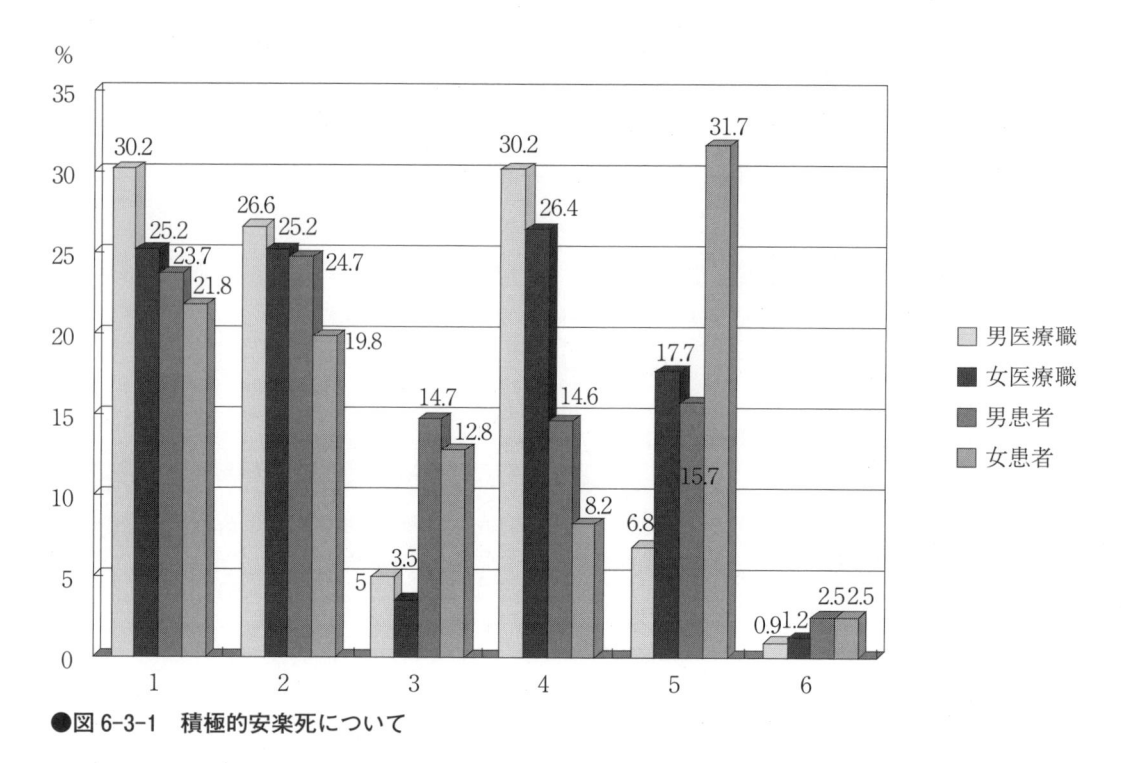

●図 6-3-1　積極的安楽死について

〈選択肢〉
1：国が法制化すべき
2：医療界がガイドラインを策定すべきである
3：特にルールは必要ない．医師が職業倫理に基づいて行えばよい
4：積極的安楽死は行うべきではない
5：わからない
6：その他
出典：全日本病院協会「終末期医療に関するアンケート調査」2007 年

2 ─ 消極的安楽死

　消極的安楽死とは，患者の苦痛が耐えがたく，現在の医学の水準では全く治癒の見込みがない患者に対して，人間としての尊厳を守るために，今まで行っていた治療を中止する，または新たな治療を行わないことにより，死に至らしめることである．

たとえば，自発呼吸がない患者が人工呼吸器を装着していたが，消極的安楽死として，人工呼吸器を外して，数時間後に死に至るなどである．

消極的安楽死（回復の見込みがない患者に対して，輸液や薬剤投与を止めるなどの治療行為の中止により自然に死を待つ行為と定義をして調査を行っている）積極的安楽死と同様に，医療専門職の方が，国レベルまたは学会レベルでの積極的安楽死に対する支援が必要だと認識している．積極的安楽死と異なり，医療専門職は，「特にルールは必要ない．医師が職業倫理に基づいて行えばよい」と認識している割合が増加している．女性患者は積極的安楽死よりも「わからない」と回答した割合が少なくなったが，一方男性患者は増加したという逆転現象が生じている．

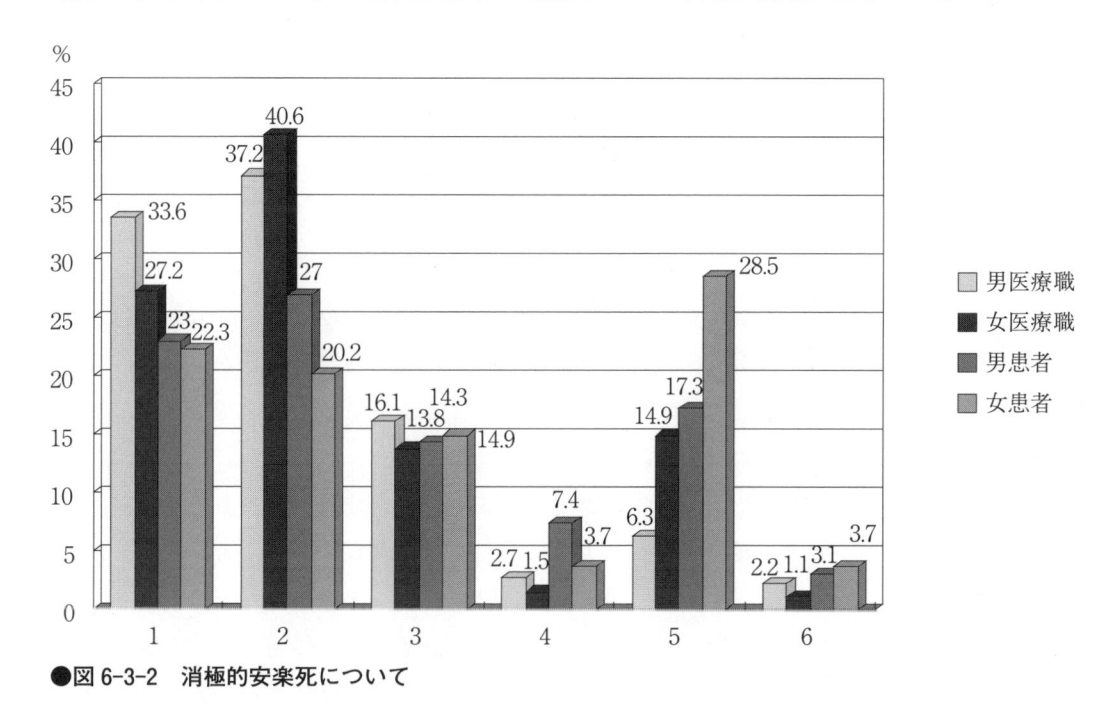

●図6-3-2　消極的安楽死について

〈選択肢〉
1：国が法制化すべき
2：医療界がガイドラインを策定すべきである
3：特にルールは必要ない．医師が職業倫理に基づいて行えばよい
4：消極的安楽死は行うべきではない
5：わからない
6：その他
出典：全日本病院協会「終末期医療に関するアンケート調査」2007年

4　求められる終末期医療

　どのような場所でどのような医療サービスを望むのか，患者や家族の意向が終末期ケアにも反映される時代となった．2007（平成 19）年に実施された「医療に関する国民意識調査」では，希望する終末期医療の内容として「疼痛緩和中心の症状コントロール，精神的援助，家族への援助を受けたい」は 72.1％と最も多く，次いで「病気の治療を目的とする，積極的な検査・診断・治療・延命処置など」は 19.7％などであった．多くの人々が終末期を家族に囲まれ安楽に過ごしたいと考えている．また，事前の意思確認書の作成意向として「作成したい」は 55.6％と最も多く，次いで「どちらともいえない，わからない」は 36.6％などであった．約半数の者が自分の終末期のあり方を自分自身で決めたいと考えていることが伺える．

　また，全日本病院協会が外来患者に行った 2007 年度調査報告書の「終末期医療に関するアンケート調査」では，自身の生前意思表明（リビング・ウィル）について調査を行っている．男性患者は「希望はあるが誰にも話したことがない」は 33.0％であり，次いで「希望ははっきりしていない」は 21.5％であった．女性患者は，「希望はあるが誰にも話したことがない」は 25.8％であり，次いで「家族に口頭で伝えてある」は 24.6％であった．この結果からは，女性の方が自分の終末のあり方を認識し，またその想いを家族に話している現状が伺える．

　終末期医療を受けたい場所としては，「自宅」は 31.0％と最も多く，次いで「ホスピスなどの緩和ケア施設」は 29.4％であり，「病院」は 19.1％などであった．最期は自宅で過ごしたい，あるいは家族など近しい人々といつでも交流ができ，安楽に過ごすことができるホスピスなどの緩和ケア施設の希望が多く，治療や延命よりも，自分自身で最期の過ごし方を選択したいという意向が伺える．自宅で最期まで療養するために必要なこと（複数回答）としては，「往診・訪問診療をしてくれる医師」は 74.2％と最も多く，次いで「介護してくれる家族」は 74.0％，「経済的な支援」は 56.4％，「訪問看護（訪問看護師）体制」は 50.5％，「症状が急に悪くなった時にすぐに入院できる医療機関」は 48.7％，「訪問介護（ホームヘルパーの訪問）体制」は，48.0％などであった．最期まで自宅で過ごすためには，医療専門職のみならず，福祉専門職の支援・援助も必要であると多くの者が認識している．

　終末期ケアにおいては，患者や家族が望む場所で望む医療サービスを利用できるよう，患者や家族の意向を中心にさまざまな環境を整えることが重要であろう．

5　死へのプロセス

　死へのプロセスは，患者本人や家族の今まで生きてきた生活背景や，個々の価値観，死生観，

宗教観などさまざまな因子が絡み合って形成される．そのため，終末期ケアにおいては，患者の個別性に配慮を行い，患者の尊厳を大切に接し，できる限り患者本人と家族の希望を日々の医療サービスに反映させることが必要である．

1 ― 終末期の患者の心理

死が近くなった患者は，病名と終末期の告知がされていない場合でも，刻々と変化する自分の身体の状態を感じ，死を悟るようになる．キューブラー＝ロス，は死を迎える患者の心理を5段階に分けている．この段階は，直線的に進むこともあるが，逆戻りもあれば，また最初の段階のまま死に至ることもあり，患者それぞれのプロセスは異なる．医療・福祉専門職は，患者が今どの段階であるのかを的確にアセスメントし，その状態に適した医療サービスを提供することが求められる．

① 第1段階：否認
日々変化する自分自身の身体が認識できるが，「そんなはずはない」という，自分が死ぬことに対して強い否定感情を抱く時期．

② 第2段階：怒り
自分が予後不良の疾患であることを悟り，なぜ自分だけがこんな目にあうのかを怒る．怒りが表面化し，何事に対しても不平不満を表現する．この怒りは患者の身近である家族や看護師あるいは介護福祉士などに向けられることが多い．

③ 第3段階：取引
なんとか自分の命が助かるように神や医療・福祉専門職に交渉を行う時期であり，何かにすがろうとする心情をもつ．

④ 第4段階：抑うつ
死が避けがたいものであることを受け止めるが，それによってすべてを失ったという喪失感から，何もやる気が起こらず抑うつ状態に陥る．

⑤ 第5段階：受容
死に至る自分の運命を受け入れる受容の時期である．この時期は身体機能の低下が著しく，また鎮痛剤の使用により，まどろむことが多くなる．

6 終末期ケアの体制

終末期ケアを提供する場所は医療機関に留まらず，各種の福祉施設や在宅まで幅広くなって

いる.

1—医療機関における終末期ケア体制

　終末期ケアの大きな要の施設となるのが医療機関である．全日本病院協会における2007年度調査報告書による医療施設への調査では，「緩和ケアに対する組織的取り組み」として，緩和ケア病棟の設置・緩和ケアチームの運営・緩和ケアに関する定期的な勉強会を実施しているのは14.9％と低い数値に留まっており，医療機関における終末期ケアの実践は希薄な状態であるといえる．「終末期医療に対する組織的な取組み」として，終末期医療について病院として組織的に取り組んでいるのは，27.7％であった．「リビング・ウィルの受け入れ」として，患者のリビング・ウィルの受け入れ状況は，「病院として受け入れる体制がある」は14.9％，「主治医が個々に対応している」は40.4％，「受けいれていない」は21.3％などであった．医療機関においては，終末期ケアの体制が不十分であり，患者や家族がリビング・ウィルを望んでも，その意思をかなえられない状況もあることを示している．また，主治医任せにしている医療機関も多い．終末期ケアのあり方も，個人の努力ではなく，組織的にマネジメントすることが必要である．

2—在宅療養における終末期ケア体制

　一方療養の場が在宅になるとこの傾向は幾分和らぐ．全日本病院協会における2007年度調査報告書による医療施設への調査では，「在宅での看取りの実施，在宅の見取りを行う診療所の支援」に対して患者のリビング・ウィルを「受け入れている」は42.6％であり，「いいえ」は34.0％であった．在宅療養の方が，患者の意向が反映されることが示された．在宅で最期のときを迎えたいと希望する患者は多いが，現実には介護の担い手という課題があり，独居老人や老老介護の場合は，難しい側面もある．しかし，介護保険法の改正により，40歳以上であれば，癌による終末期である患者も介護保険法により，第2号被保険者になることができ，さまざまな介護保険によるサービスが利用できるようになった．安心して終末期を在宅で過ごすためには，訪問診療・訪問看護・訪問介護などさまざまな支援をマネジメントする必要性が高い．

（1）在宅ホスピスケア

　在宅での看取りは，ホスピスの概念が用いられることが多い．在宅では医療・福祉専門職が24時間体制でケアを行っているのではないため，ある一定の基準に沿って人的・物的環境を

整えることが大切である．在宅でのホスピスケアの実現には患者自身の「家で過ごしたい」という強い意思が最も大切であり，看取る側の家族の意見を優先させないように，支援・援助を行うことが求められる．在宅ホスピス協会は終末期ケアのあり方を紹介している（表6-3-3）．

● 表6-3-3　在宅ホスピスケアの基準

Ⅰ　基本理念
1）患者や家族の生命・生活の質（いわゆるクオリティ・オブ・ライフ）を優先し，患者と家族が安心して過ごせるケアを実施する
2）人が生きることを尊重し，人それぞれの死への過程に敬意をはらう．死を早めることも死を遅らせることもしない．
3）患者の痛みやその他の不快な身体症状を緩和するとともに，心理的・社会的苦痛の解決を支援し，霊的痛みに共感し，生きることに意味を見いだせるようにケアする
4）患者の自己決定，家族の意思を最大限尊重する
Ⅱ　実施基準
1．対象者
（1）余命が限られた不治の患者（主として不治のがん患者）とその家族
（2）家でホスピスケアを希望する患者と家族
（3）患者自身が病名・症状を正しく理解していることが望ましい．しかし，そのことは在宅ホスピスケアを受けるための必須条件ではない
2．提供されるケア
（1）医師の訪問診療，看護師の訪問看護．必要に応じたその他の職種の訪問サービス
（2）患者の家を中心にした24時間，週7日間対応のケア
（3）主に患者の苦痛を対象とした緩和医療
（4）遺族を対象とした死別後の計画的なケア
（5）患者と家族をひとつの単位とみなしたケア
（6）インフォームド・コンセントに基づいたケア
（7）病院や施設ホスピスと連携したケア
3．患者，家族を対象とした死の教育
（1）医療者に依存した受動的な"いのち"ではなく，死までの時を能動的に生き抜くことができるよう，患者と家族を支援する
（2）家族に対して日常的なケアに関する教育をする
（3）患者と家族が安心できるように病状の説明を充分行い，起こりうる病状変化に対処する方法を指導する
（4）家族を対象として死のプロセスの理解，看取りの心得などの教育を行う
4．チームアプローチ
（1）ホスピスケアの提供はチームを組んで行い，チームの中心となる者を決めておく．在宅ホスピスケアにおけるチームの基本単位は医師，看護師，介護者．家族はケアの対象であるとともにケアの重要な担い手ともなる
（2）必要に応じてヘルパー，薬剤師，ボランティア，医療器具や介護用品の提供者，また心理的・霊的ケアのための専門職などの参加を得る
（3）チーム内の連絡を密にとり情報を共有する．またチーム内が24時間連絡可能な体制とする
（4）定期的なチームミーティングを行う

出典：長寿社会開発センター『介護支援専門員テキスト第3巻』2007年，p.399より引用

（2）在宅での死への教育

よりよい看取りを在宅で迎えるためには，利用者本人と家族が死へのプロセスを充分理解することが必要となる．医療・福祉専門職が実施する「死への教育」は，家族自身が良いケアを行ったという充実感を生み出し，グリーフケアにも役立つ．在宅療養における「死への教育」は，大きく4つの段階に分かれる（表6-3-4）．

●表6-3-4　在宅療養における死への教育

第1段階：開始期の死の教育
●教育目標：在宅で過ごすことの意味を説明し，理解を求める ●内容：①　病院での医療と在宅での医療（ケア）の違いについて，説明する 　　　　②　今，必要な医療・在宅での可能な処置についての説明をする ●自習用テキスト：ビデオ（＝在宅ホスピスケアなど）・ドキュメンタリー・書籍の活用
第2段階：安定期の死の教育
●教育目標：死の受容（死を見つめつつ，希望をもって今を生きること）ができるように支援する ●対象：患者・全家族 ●内容：①　病状，病気の進行の正確で詳細な説明 　　　　②　死亡予測時期の説明（ケースによって省略） 　　　　③　必要な処置，可能な処置に関する説明 　　　　④　家族には，特に看取りの教育 　　　　⑤　同じような患者や参考となる本の紹介
第3段階：臨死期の死の教育
●教育目標：納得のいく死の看取りの実現．家族だけで，心安らかに看取れるようにする ●対象：全家族 ●内容：①　死への看取りの心得 　　　　②　死へのプロセスの説明 　　　　③　死亡の確認，死後の処置の説明 　　　　④　家族には，特に看取りの教育 〈死の最終的な受け入れのための支援〉 ☆死が現実に迫っていることを教える 　①　御遺影，着せる服の準備などの勧め 　②　死亡確認方法などの説明 ☆予測される「家族のトラウマ」を軽減する 　①　知らない間に冷たくなっている場合の備え—患者の傍にいた家族のために— 　②　死に目にあえないかもしれない家族のために 〈説明のポイント〉 ☆身体的変化 　①　循環器系の変化：脈拍微弱，血圧の低下，手足の冷感，末梢からチアノーゼの出現 　②　呼吸器系の変化：下顎呼吸，チェーンストークス呼吸，長い無呼吸，呼吸停止 　③　意識レベルの変化：昏睡状態となり，呼びかけても反応がないが，意識は最期まである． ☆非典型的なプロセス 　①　疾病の種類：肝不全など（肝硬変の末期） 　②　突発的なできごとによる急死：突然の大出血，電解質異常，不整脈死など 〈死の看取りの心得〉 ☆心得1：意識・聴覚は最期まで残っている．だから…… 　①　不安を与えるような言動は控える 　②　できるだけ誰か（配偶者がベスト）が傍らにいる

☆心得2：もう苦しまれることはない．だから……
 ① そっとその様子を見守る
 ② もし苦しむことがあれば，御小水を見る
 ③ 最期まで鎮痛剤（モルヒネなど）の投与は中止しない（医療・福祉専門職側の心得）
☆心得3：もう十分がんばった．だから……
 ① 「がんばれ」の掛け声はいらない
 ② むしろ「もういいんだよ」という言葉を
☆心得4：残された貴重なときを共に過ごす．だから……
 ① 最期を家族だけで見守る
 ② 楽しい思い出話を皆で作り上げる
〈死亡の確認・死後の処置の説明〉
☆さまざまな「死の診断法」
 ① 心臓死を確認する立場（医師や一定の条件下で訪問看護）
 ② 死の三兆候を確認する立場（医師や一定の条件下で訪問看護）
 ③ 家族の確認（最期の呼吸）を追認する立場
☆呼吸停止時に行うこと
 ① 医療専門職への連絡
 ② 医療専門職へ「希望の訪問時間」を伝えること
☆医療専門職はすぐに行く必要はない場合
 ① 医師の行うこと…死亡診断書の発行
 ② 訪問看護師の行うこと…御遺体のケア

第4段階：死別期の死の教育

●教育目標：ケアを通して，遺族が悲観を克服すること
●対象：家族（遺族）
●内容：① 死に先駆けて（臨死期）の，心の整理
   ② 死亡後に必ず訪問・往診
   ③ 経過の最終的説明（必要時は剖検など）
   ④ 非嘆は遺族が等しく経験すること，そのおおまかな経過を伝える
   ⑤ 死亡期における遺族との語らい，連絡

出典：長寿社会開発センター『介護支援専門員テキスト第3巻』2007年，pp.316-318を一部変更

3―施設における終末期ケア体制

　介護老人福祉施設（特別養護老人ホーム）は，終生利用ができる施設であるが，介護保険法の改正によって，施設においても，終末期ケアを提供できるようになった．介護老人福祉施設は「終の棲家」としての機能は従来あったが，積極的な「看取り」に対しても，介護報酬改訂における重度化対応加算として定義され，看護師の配置と夜間における24時間連絡体制の確保，看取りに関する指針の策定などの一定の要件を満たす場合に介護報酬上の加算が行われることとなった．

　どのような場所でどのような医療サービスを望むのかは，利用者本人が決めることであるが，高齢者施設に入所している約8割の方に認知症の影響がみられることを考えると，本人自身の意思に基づくことであるのかなどを，充分に検討すべきである．家族の希望が本人の望む終末期のあり方なのか不明であることも多く，安易に家族に代行判断を求めるべきではない．医療・

福祉専門職としては，利用者の意向を最大限アセスメントし，ケアの方向性を導く責務が求められる．

医療機関や在宅でなく，施設で看取りを行う場合は，いくつかの過程を経る必要がある．以下，施設における看取りの過程を示す（表6-3-5）．

●表6-3-5　施設における看取りの過程

1段階：看取りの実施体制の確立（施設側の準備期間）
・常勤の看護師を1名以上配置し，看護に係る責任者を定める．また，看取りの対象者は，医療サービスを必要とする場合が多いため，病院・診療所・訪問看護ステーションのいずれかと連携を行い，24時間体制で医療サービスを提供できるよう整備する． ・施設における看取りに関する指針を策定する． ・看取りに関する勉強会や研修会にて，ケアスタッフが知識と技術を身につける． ・看取りの際の個室を整備する． ・「看取りに関する指針」などのガイドラインを作成する．
2段階：入所段階
・入所時に「意思確認書」などにより，利用者本人や家族の終末期のあり方について事前確認を行う（施設での看取りは病院と同じような医療行為はできないことなども説明する）． ・利用者本人の意思確認が困難な場合でも，本人の意思を最大限生かすことができるようアセスメントを行う． ・入所時に確認できない場合は，後日確認を行う．
3段階：終末期ケアの導入（終末期の診断：医学的に回復が見込めないと総合的に判断）
・利用者と家族に終末期であることを説明し，「事前意向書」の内容を確認しながら，今後のケアの方向性を定める． ・死への教育を行う（終末期における精神的・身体的な変化など）． ・看取りに対するケアプランの作成 ・利用者と家族が安心して過ごすことができるように，看取り専用の個室または静養室への移動． ・看取りの実施における医療提供体制を整備する．
4段階：終末期ケアの実践
・状況の変化に応じて，利用者や家族とともに定期的にケースカンファレンスを開催し，利用者と家族の意思の確認をし，必要に応じてケアの方向性を修正する（ケアプランに反映）．
5段階：事後段階（グリーフケア）
・利用者との死別によって大きな悲しみを受けた家族が，悲しみを乗り越え，新しく生きる力（心理的，社会的，経済的人間関係の回復）を得ていく過程を支援・援助する． ・医療・福祉専門職は，受容・共感・傾聴的な態度により，家族が適切な悲しみの表現ができるようサポートしていく．

参考文献
星野一正「リビングウイルを法的に確立させた1976年『カリフォルニア州自然死法』」『日本医師会雑誌』第128巻1号，2002年
杉本正子・眞船拓子『在宅看護論』廣川書店，2000年
長寿社会開発センター『介護支援専門員テキスト第3巻』2007年
藤崎郁・任和子編『系統看護学講座　基礎看護技術Ⅱ』医学書院，2009年
キューブラー＝ロス，E.著／川口正吉訳『死ぬ瞬間の対話』読売新聞社，1995年
柏木哲夫『死にゆく人々のケア　末期患者へのチームアプローチ』医学書院，2004年

柏木哲夫『いのちに寄り添うホスピスケア・緩和ケアの実際』2008 年
コーヘン，K.P. 著／斎藤武，柏木哲夫『ホスピス　末期医療の思想と方法』医学書院，1982 年
デーケン，A. 著／飯塚眞之編『新しい死の文化をめざして』春秋社，1995 年
伊部俊子監修『医療倫理学の ABC』メジカルフレンド社，2006 年
厚生統計協会『国民衛生の動向』2007 年

索　引

あ行

IT化　92
アウトカム　49
アクシデント　69, 73
アドバンスド放射線技師　168
アドボカシー・ルーム　60
アナフィラキシーショック　115
Rh血液型不適合輸血　117
アレルギー反応　115
移植コーディネーター　171
一級臨床検査士　169
EBM　30, 69, 111
医療過誤　46, 72
医療事故　72
医療ソーシャルワーカー　67
医療秘書　136
胃瘻　131
インクルージョン　138
インシデント　69, 72
インシデントクリア　99
インシデント・レポート　73, 100
インシデント・レポート・システム　68
インスリン　113
インテーク　111, 161
インフォーマルな社会資源　182
インフォームド・コンセント　5, 6, 8, 20, 118
インフォームド・コンセントモデル　52
ヴァイアンス分析　79
促しのスキル　155
ADL　182
エクスプレスド・ニード　55
エゴグラム・テスト　149
エコロジカル・システム・モデル　58
MRSA　133
MSW　136
エビデンス・ベース・メディシン　57
塩化カリウム　185
エンビロンメント　104
オーダメード　11
オーダーメイド医療　166
オーダリングシステム　92
温泉治療　28

か行

介護支援専門員　45, 171
介護予防マネジメント　182
解釈のスキル　155
疥癬　133
ガイドライン　30
各部署のリスクマネージャー　74

カリウム製剤　113
カルテ改ざん　46
感音性難聴　157
環境権　36
間歇的腹膜灌流　13
患者満足度　34, 43
管理機能　175
キーパーソン　23
QOL　47, 56, 137, 183
救急臨床検査技師　169
キューブラー＝ロス　189
教育的機能　176
共感のスキル　155
キーワード　82
クォリティ・マネジメント　77
口コミ　44
グリーフケア　192
繰り返しのスキル　155
クリニカル・パス　78
クリニカル・ラダー　172
グループ・スーパービジョン　178
クロックポジション　158
ケースカンファレンス　139
敬田院　11
契約方式　14
血液型不適合輸血　116
健康運動指導士　170
健康寿命　182
言語的コミュニケーション　144
交叉的交流のパターン　151
口頭伝達　161
個我モデル　45
顧客満足度　34, 43, 65
国民皆保険制度　12
国民生活機能分類　57, 70
個人化医療　166
個人情報保護法　38
個人・スーパービジョン　178
誤針事故　64
コミュニケーション・スキル　155
コミュニケーションツール　152
コメディカル（スタッフ）　80, 111
ゴールデン・タイム　31
コンサルタント　180
コンサルテーション　180
コンパラティブ・ニード　56
コンプライアンス　47

さ行

サーカディアンリズム　87
在宅酸素療法　131

在宅ホスピスケア　190
サイフォニンフ現象　115
細胞検査士　169
サポート機能　176
3学会合同呼吸療法訓練士　171
CRC（治験コーディネーター）　170
ジェネラスト　172
ジェネラルリスクマネージャー　74
ジェネリック医薬品　15
SHELモデル　104
四箇院　11
自己覚知　28, 149
自己血輸血　117
事前宣言書　183
質問のスキル　156
シニア放射線技師　168
シビルミニマム　45, 136
死へのプロセス　188
住環境福祉コーディネーター（1級・2級・3級）
　　171
主治医制　26
従順な子ども心　150
自由な子ども心　150
終末期宣言書　184
恤救規則　11
ジュネーブ宣言　4, 6
手話通訳士　171
消極的安楽死　185
シリンジポンプ　116
知る権利　36
心臓リハビリテーション指導士　170
診療アウトカム評価事業　50
スイス・チーズモデル　90
スティグマ　136
スーパーバイザー　177
スーパーバイジー　177
スーパービジョン　128, 175
スキンケア　28
ストレスコーピング機能　70
スペシャリスト養成　166
スモールステップ　176
生前発行書　183
成年後見制度　25, 59
セカンド・オピニオン　25
　　──・ネットワーク　26
積極的安楽死　185
セーフティネット　136
セーフティ・マネジメント　77
施薬院　11
セルフケア能力　29
セルフ・スーパービジョン　180
専任リスクマネージャー　74
先発医薬品　15
専門看護師　168

臓器提供者コーディネーター　171
相補的交流のパターン　151
措置制度　14
ソフトウェア　104
尊厳死の宣言書　183

た行

第一種・第二種消化器内視鏡技師　170
対決のスキル　156
タイムプレッシャー　96, 111, 133
タイムラグ　80, 112
他家血輸血　117
WHO　57
ダブルチェック　90
地域コミュニティ　45
超音波検査士　170
沈黙のスキル　156
DNR　184
TNM分類　30
出来高方式　15
手指消毒用アルコール　132
伝音性難聴　157
電子カルテシステム　92
転倒・転落アセスメント・スコアシート　124
同心円　85
疼痛の閾値　47, 140
ドクター・ショッピング　25, 31
閉ざされた質問　148
トータルヘルスプロモーション　70
トップダウン方式　97
トリアージ　134
トリオパチー　167

な行

認知症センター方式　59
二級臨床検査士　169
ニーズの概念　54
日常生活自立支援事業　59
日本専門医認定制度　46
日本糖尿病療養指導士　170
認定看護管理者　168
認定看護師　168
認定血液検査技師　169
認定輸血検査技師　169
認定臨床微生物検査技師　169
ネームバンド　95
ノーマティブ・ニード　54
ノーマライゼーション　138
ノンコンプライアンス　80
ノンバーバルコミュニケーション　145

は行

ハイムリック法　126
ハイリスク業務　97

索　引

ハインリッヒの法則　92
パーソン・イン・ソサイティ　58
パーソン・イン・リレーション　58
パターナリズム　2, 5, 19, 20
バッキング　118
ハードウエア　104
パブリック・コメント　41
パブリック・スピーキング　146
ピア・スーパービジョン　179
PSW　136
非言語的コミュニケーション　144
悲伝院　11
批判的な親心　149
ヒポクラテス　2
　　──の誓い　2, 20
ヒヤリ・ハット　66, 71
ヒューマンエラー　66, 72, 85
開かれた質問　149
フェルト・ニード　54
フォーマルな社会資源　182
プライバシー権　36, 37
プライバシーマーク　38
プラシーボ（偽薬）　47
プリセプター制度　177
プリセプティ　177
プリパレーション　23
フリフロー　115
プレッシャー　96
平均寿命　182
ベッドサイドケア　96, 156
ベッドネーム　94
ヘルシンキ宣言　5, 6
ヘルスケア能力　167
ヘルスニーズ　166
包括医療評価　15
ポジティブな力　29
ボールマン分類　139
保証のスキル　155
歩調合わせ　157
ボディメカニクス　70, 87
ホテルコスト　137
ボトムアップ　68, 74
ホメオスタシス　28

ま行

マイナーミスマッチ　117
マーキング　121
マーケティングリサーチ　34
マスター放射線技師　168
マスメディア　64, 75, 83

マニュアル化　89
マンツーマン　177
マンパワー　77
民間療法　28
ミーンズテスト　136
明確化のスキル　156
メジャーミスマッチ　117
メディケア　44
メディケイド　44
モチベーション　45
モニタリング　111
誘導的な質問　148
輸液ポンプ　116

や行

ユニット型　14
ユニット・スーパービジョン　179
養育的な親心　149
要約のスキル　155

ら行

ライブウエア　104
ライブ・スーパービジョン　179
ラポール　55
　　──の形成　21, 65, 159
リアリティーショック　176
リアルタイム　96, 162
リーク　118
リキャップ　64
リスクコントロール　17
リスクマネジメント　72
リスクマネジメントマニュアル作成指針　74
リスクマネージャー　74
リスボン宣言　10
理性的な親心　150
リード　157
リバウンド現象　28
リピーター　44
リビング・ウイル　183
裏面的交流のパターン　151
療病院　11
ルーチンワーク　90
レセプト電算処理システム　92
レディメイド医療　166
労働安全衛生法　70
労働災害　133

わ行

ワンショット　185
ワンショット禁止　113

著　者

小木曽加奈子　岐阜大学医学部看護学科　准教授

著書等
「認知症がある人をケアする；BPSD による生活場面の困難さ」（監修編著者）学文社，2012 年
「ICF の視点に基づく高齢者ケアプロセス」（編著者）学文社，2009 年
「看護師必修問題集攻略ブック」（編著者）成美堂出版，2009 年
「事例に学ぶ生活支援技術習得」（共著）日総研，2008 年
「小児保健実習」（共著）みらい，2008 年
　　　　　　　　　　　　　　　　　　　　　　　　　　　　　など他多数

医療職と福祉職のためのリスクマネジメント
―介護・医療サービスの向上を視野に入れて―

2010 年 4 月 1 日　第一版第一刷発行
2012 年 11 月 20 日　第一版第二刷発行

著　者　小木曽　加奈子
発行所　株式会社　学　文　社
発行者　田　中　千津子

東京都目黒区下目黒 3－6－1　〒153-0064
電話 03 (3715) 1501　振替 00130－9－98842

ISBN 978-4-7620-2006-3　印刷／新灯印刷株式会社
© 2010 OGISO Kanako Printed in Japan

落丁，乱丁本は，本社にてお取替え致します。
定価は売上カード，カバーに表示してあります。